現代社会の
新しい依存症がわかる本

物質依存から行動嗜癖まで

編著 **樋口 進**
国立病院機構久里浜医療センター院長

巻頭言

　最近，依存がにわかに注目されるようになりました。より正確に言えば，依存にまつわる健康，家族，社会問題の大きさが改めて認識されたのかもしれません。

　これにはいくつかの要因が関係しています。まず，依存に関係する法整備です。アルコール健康障害対策基本法が2013年に制定されました。2018年には，カジノ合法化を踏まえ，ギャンブル等依存症対策基本法が成立しました。また，目を世界に向けると，依存分野の拡大が起きています。従来，依存あるいは依存症は，対象が物質に限られていました。しかし，米国精神医学会によるDSM-5ではギャンブル障害の名のもとに，ギャンブルが初めて依存に分類されました。同様に2018年6月に世界保健機関から発表されたICD-11の最終版でも，ギャンブル障害が依存に分類されています。一方，世界的なインターネット利用の急速な拡大とともに，インターネット依存が急増しています。これを反映して，既述のICD-11にゲーム障害が新設・収載されました。

　本書は，これらの状況を踏まえ，多くの依存をわかりやすく解説することに心がけました。そのために，それぞれの項目を「Q&A」方式でまとめています。実は既述のとおり，世界的に認められている依存は，物質，ギャンブル，ゲームだけです。しかし，本書は次代を先どりし，いまだ依存には分類されていないが，その臨床的特徴から依存に類似している疾患・状態も合わせて解説しました。このなかには，将来依存に分類されるものもあると思います。

　また，本書では，すべての項目に「依存」という名称を使っています。一般に物質には「依存」，行動には「嗜癖」という用語が使われます。本書では，読者のわかりやすさを優先して，すべての項目を「依存」という用語でまとめ上げました。項目によっては，誤った使い方になっていますが，ご了承ください。

　最後になりましたが，本書の執筆にご協力いただきました先生方に心よりお礼申し上げます。初めて取り上げるような新しい依存も本書には収載されています。既存のエビデンスも不十分ななかで，臨床経験等をもとにまとめあげていただきました。ありがとうございました。

　次代を先どりした本書が，多くの方々の依存とその類似疾患の理解，予防，治療等に少しでも役立つことができれば幸甚です。

平成30年8月吉日

独立行政法人国立病院機構久里浜医療センター
樋口　進

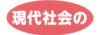

現代社会の 新しい依存症がわかる本
物質依存から行動嗜癖まで

CONTENTS

part 1 依存症の基礎知識 ▶2
樋口 進 独立行政法人国立病院機構久里浜医療センター 院長

Q1 依存症とはどんな病態ですか？　**Q2**「行動嗜癖」とは？　**Q3**「依存」が起こる原因は？　**Q4** なぜ今，依存症が問題なのでしょうか？　**Q5** 依存症患者への対応のポイントと注意点は？　**Q6** 依存症はどのように診断するのですか？　**Q7** 依存症の治療にはどんな方法があるのでしょうか？　**Q8** 依存症治療における「回復」とは？　**Q9** 依存症の治療はどんな施設で行うべきですか？　**Q10** 患者のサポート体制は？　**Q11** 家族に対する対応のポイントは？

part 2 アルコール依存 ▶24
松下幸生 独立行政法人国立病院機構久里浜医療センター 副院長

Q1 アルコール依存とはどんな病態ですか？　**Q2** アルコール依存はなぜ起こるのでしょうか？　**Q3** アルコール依存患者の背景にはどんな原因がありますか？　**Q4** アルコール依存の何が問題なのでしょうか？　**Q5** 受診に結びつけるための対策は？　**Q6** 診断のポイントは？　**Q7** 治療はどのように進めますか？　**Q8** 治療中に気をつけなければならないことは？　**Q9** 専門医への紹介のタイミングと方法は？　**Q10** 専門施設はどうやって探しますか？　**Q11** 専門施設ではどんな治療を行っているのですか？　**Q12** 治療後のフォローアップについて教えてください。　**Q13** 家族への支援はどのように行いますか？

part 3 薬物依存 ▶54
成瀬暢也 埼玉県立精神医療センター 副病院長

Q1 薬物依存とはどんな病態ですか？　**Q2** 薬物依存はなぜ起こるのでしょうか？　**Q3** 依存する薬物にはどのようなものがありますか？　**Q4** 薬物依存の何が問題なのでしょうか？　**Q5** 薬物依存患者は増えているのでしょうか？　**Q6** 患者の年齢分布は？　**Q7** 受診に結びつけるための対策は？　**Q8** 診断のポイントは？　**Q9** 検査で違法薬物の使用がわかった場合，どんな対応が必要ですか？　**Q10** 治療はどのように進めますか？　**Q11** 治療中に気をつけなければならないことは？　**Q12** 専門医への紹介のタイミングと方法は？　**Q13** 専門施設はどうやって探せばいいでしょうか？　**Q14** 専門施設ではどんな治療を行っているのですか？　**Q15** 治療後のフォローアップについて教えてください。　**Q16** 家族への支援はどのように行いますか？

part 4 ニコチン依存 ▶80

中村正和 公益社団法人地域医療振興協会ヘルスプロモーション研究センター センター長

Q1 ニコチン依存とはどんな病態ですか？　**Q2** ニコチン依存はなぜ起こるのでしょうか？　**Q3** ニコチン依存患者の背景にはどんな原因がありますか？　**Q4** ニコチン依存の何が問題なのでしょうか？　**Q5** 禁煙外来の受診に結びつけるための対策は？　**Q6** 診断のポイントは？　**Q7** 禁煙外来ではどのような治療を行っているのですか？　**Q8** 禁煙外来はどの程度の効果がありますか？　**Q9** 治療中に気をつけなければならないことは？　**Q10** 外来治療薬にはどんなものがありますか？　**Q11** 加熱式たばこなどの新型たばこは禁煙に効果がありますか？　**Q12** 禁煙外来はどうやって探せばいいでしょうか？　**Q13** 禁煙外来で健康保険が適用されるための条件は？　**Q14** 禁煙外来を開設するにはどうしたらいいですか？　**Q15** 治療後のフォローアップについて教えてください。

part 5 ギャンブル依存 ▶104

河本泰信 医療法人社団正心会よしの病院 副院長
公立諏訪東京理科大学地域連携研究開発機構医介護・健康工学部門 客員教授

Q1 ギャンブル依存とはどんな病態ですか？　**Q2** ギャンブル依存はなぜ起こるのでしょうか？　**Q3** ギャンブル依存の患者にはどんな背景がありますか？　**Q4** ギャンブル依存の何が問題なのでしょうか？　**Q5** 国内外ではどれくらいの患者がいるのでしょうか？　**Q6** 受診に結びつけるための対策は？　**Q7** 診断のポイントは？　**Q8** 治療はどのように進めますか？　**Q9** 治療中に気をつけなければならないことは？　**Q10** 治療の完了はどうやって判断するのでしょうか？　**Q11** 専門医への紹介のタイミングと方法は？　**Q12** 専門施設ではどのような治療を行うのですか？　**Q13** 医療以外にはどんなサポートが必要でしょうか？　**Q14** 治療後のフォローアップについて教えてください。

part 6 ネット依存 ▶122

中山秀紀 独立行政法人国立病院機構久里浜医療センター 精神科医長
樋口 進

Q1 ネット依存とはどんな病態ですか？　**Q2** ネット依存はなぜ起こるのでしょうか？　**Q3** ネット依存患者にはどんな背景がありますか？　**Q4** 国内外ではどのくらいの患者がいるのでしょうか？　**Q5** 患者の年齢分布は？　**Q6** 受診に結びつけるための対策は？　**Q7** 診断のポイントは？　**Q8** 治療はどのように進めますか？　**Q9** 治療中に気をつけなければならないことは？　**Q10** 専門医への紹介のタイミングと方法は？　**Q11** 専門施設ではどのような治療を行うのですか？　**Q12** 治療後のフォローアップについて教えてください。　**Q13** 家族の対応はどのように行いますか？

part 7 食べ物依存 ▶140

沼田真一 医療法人綾の会川崎沼田クリニック 院長

Q1 食べ物の依存とはどんな病態ですか？　**Q2** 食べ物への依存はなぜ起こるのでしょうか？　**Q3** 食べ物への依存の何が問題なのでしょうか？　**Q4** どんな食べ物への依存が考えられますか？　**Q5** 依存状態となる患者にはどんな背景がありますか？　**Q6** 国内外ではどれくらいの患者がいるのでしょうか？　**Q7** 患者の年齢分布は？　**Q8** 受診に結びつけるための対策は？　**Q9** 診断のポイントは？　**Q10** 治療はどのように進めますか？　**Q11** 治療中に気をつけなければならないことは？　**Q12** 拒食と過食を繰り返す患者さんへの対応はどうすればいいでしょうか？　**Q13** 専門施設の探し方や紹介の方法も含めて，専門医療について教えてください。

part 8　性依存　▶166
原田隆之　筑波大学 人間系 教授

Q1 性依存とはどんな病態ですか？　**Q2** 性依存が起こる背景にはどんな原因が考えられますか？　**Q3** 性依存の何が問題なのでしょうか？　**Q4** 国内外ではどれくらいの患者がいるのでしょうか？　**Q5** 患者の年齢分布は？　**Q6** 性犯罪との関連はあるのでしょうか？　**Q7** 受診に結びつけるための対策は？　**Q8** 診断のポイントは？　**Q9** 治療はどのように進めますか？　**Q10** 治療中に気をつけなければならないことは？　**Q11** 専門施設の探し方や紹介の方法も含めて，専門医療について教えてください。

part 9　買い物依存　▶182
大石雅之　医療法人社団祐和会大石クリニック 理事長

Q1 買い物依存とはどんな病態ですか？　**Q2** 買い物依存が起こる背景にはどんな原因が考えられますか？　**Q3** 買い物依存の何が問題なのでしょうか？　**Q4** 国内外ではどれくらいの患者がいるのでしょうか？　**Q5** 患者の年齢分布は？　**Q6** 受診に結びつけるための対策は？　**Q7** 診断のポイントは？　**Q8** 治療はどのように進めますか？　**Q9** 治療中に気をつけなければならないことは？　**Q10** 専門施設の探し方や紹介の方法も含めて，専門医療について教えてください。

part 10　仕事依存　▶194
遠山朋海　独立行政法人国立病院機構久里浜医療センター 精神科

Q1 仕事依存とはどんな病態ですか？　**Q2** 仕事依存が起こる背景にはどんな原因が考えられますか？　**Q3** 仕事依存の何が問題なのでしょうか？　**Q4** 国内外ではどれくらいの患者がいるのでしょうか？　**Q5** 患者の年齢分布は？　**Q6**「ブラック企業」との見分け方はありますか？　**Q7** 受診に結びつけるための対策は？　**Q8** 診断のポイントは？　**Q9** 治療はどのように進めますか？　**Q10** 治療中に気をつけなければならないことは？　**Q11** 専門施設の探し方や紹介の方法も含めて，専門医療について教えてください。

part 11　運動依存　▶204
松﨑尊信　独立行政法人国立病院機構久里浜医療センター 精神科医長

Q1 運動依存とはどんな病態ですか？　**Q2** 運動依存が起こる背景にはどんな原因が考えられますか？　**Q3** 運動依存の何が問題なのでしょうか？　**Q4** 国内外ではどれくらいの患者がいるのでしょうか？　**Q5** 患者の年齢分布は？　**Q6** アスリートではない一般人にも起こりうる病態なのでしょうか？　**Q7** 受診に結びつけるための対策は？　**Q8** 診断のポイントは？　**Q9** 治療はどのように進めますか？　**Q10** 治療中に気をつけなければならないことは？　**Q11** 専門施設の探し方や紹介の方法も含めて，専門医療について教えてください。

part 12 窃盗症 ▶212
竹村道夫　特定医療法人赤城高原ホスピタル 院長

Q1 窃盗症とはどんな病態ですか？　**Q2** 窃盗症が起こる背景にはどんな原因が考えられますか？　**Q3** 国内外ではどれくらいの患者がいるのでしょうか？　**Q4** 患者の年齢分布は？　**Q5** 認知症や精神疾患との関連はありますか？　**Q6** 受診に結びつけるための対策は？　**Q7** 診断のポイントは？　**Q8** 一般医療施設では，治療はどのように進めますか？　**Q9** 一般医療施設で治療中に気をつけなければならないことは？　**Q10** 専門医への紹介のタイミングと方法は？　**Q11** 専門施設ではどんな治療を行っているのですか？　**Q12** 医療以外にどんなサポートが必要でしょうか？　**Q13** フォローアップの基本方針と治療の終結について教えてください．

part 13 自傷癖 ▶234
松本俊彦　国立研究開発法人国立精神・神経医療研究センター精神保健研究所
　　　　　薬物依存研究部 部長

Q1 自傷癖とはどんな病態ですか？　**Q2** 自傷への依存が起こる背景にはどんな原因が考えられますか？　**Q3** 国内外ではどれくらいの患者がいるのでしょうか？　**Q4** 患者の年齢分布は？　**Q5** 受診に結びつけるための対策は？　**Q6** 診断のポイントは？　**Q7** 治療はどのように進めますか？　**Q8** 治療中に気をつけなければならないことは？　**Q9** 専門施設の探し方や紹介の方法も含めて，専門医療について教えてください．　**Q10** 治療後のフォローアップについて教えてください．

COLUMN

変わり種の依存症（株依存，放火癖，抜毛癖・皮膚むしり癖）　樋口 進 ▶22
依存症医療における言葉の使い方
　　　真栄里仁（独立行政法人国立病院機構久里浜医療センター 教育情報部長）▶52
心に残る症例：入退院を繰り返したアルコール依存患者　真栄里仁 ▶53
心に残る症例：「やめ方を教えろ」と訴えた覚せい剤依存患者　松本俊彦 ▶78
心に残る症例：怖い症状に怯えてもやめられなかった危険ドラッグ依存患者　成瀬暢也 ▶79
アルコール・薬物・ニコチン依存等の物質使用障害同志の複合　真栄里仁 ▶102
アルコール・薬物・ニコチン依存と精神疾患の合併　真栄里仁 ▶103
ネット依存とギャンブル依存との複合的な事例　河本泰信 ▶139
こんな人は依存症になりやすい　真栄里仁 ▶181
心に残る症例：万引を繰り返した4人の窃盗症患者　竹村道夫 ▶233

謹 告

本書に記載されている事項に関しては，発行時点における最新の情報に基づき，正確を期するよう，著者・出版社は最善の努力を払っております．しかし，医学・医療は日進月歩であり，記載された内容が正確かつ完全であると保証するものではありません．したがって，実際，診断・治療等を行うにあたっては，読者ご自身で細心の注意を払われるようお願いいたします．
本書に記載されている事項が，その後の医学・医療の進歩により本書発行後に変更された場合，その診断法・治療法・医薬品・検査法・疾患への適応等による不測の事故に対して，著者ならびに出版社は，その責を負いかねますのでご了承下さい．

part 1 依存症の基礎知識

樋口 進

Q1 ▶ 依存症とはどんな病態ですか?

A 快感をもたらすアルコールや薬物を反復使用したために，健康や家族・社会問題を引き起こすようになった状態です。また，ギャンブルのような行動の行き過ぎのために問題が起きている場合も依存または嗜癖と呼ばれます。

依存は，快感や多幸感を引き起こすアルコール，ニコチン，覚せい剤などの物質使用を反復した結果，その物質の使用を減らしたり，止めたりすることができなくなった状態である。この依存のプロセスを通じて，脳内には特有の変化が生じて，物質使用をさらに続けさせるように働くという[1]。

脳内の変化

依存には共通して，脳の機能に特有の変化が現れる。また，この変化が依存行動を継続，助長させると考えられている。

- 依存物質や行動を暗示したり，写真を見せるなどの刺激を与えると，脳内で快感・多幸感をつかさどる神経系（報酬系）が強く反応する。
- 反復する依存物質使用や依存行動のために，報酬系の感受性はむしろ鈍くなっている。そのために，物質の使用量が増えたり，依存行動がエスカレートする。
- 自己の行動をコントロールする機能が低下する。これには主に前頭前野の機能不全がかかわっている。

依存に特有の症状

また，以下のように依存には特有の症状があり，一般にどの依存にも共通し

て認められる[1)2)]。このような症状が認められる場合，その障害が依存である有力な証拠となる。

- **渇望・とらわれ**：依存対象となる物質を使用したい，あるいは行動をしたいという強烈な欲求。何をしていても対象となる物質・行動が頭に常に浮かんでくる。
- **コントロール障害**：物質を大量に使ってしまう，あるいは行動が行き過ぎてしまう。減らそう，止めようと思ってもできない。
- **耐性**：以前に比べて物質をより大量に使わないと，以前と同じような効果が得られない。その結果，対象となる物質・行動の使用量，頻度が以前に比べて増えた。
- **離脱（禁断）症状**：物質の使用量や行動の頻度を減らしたり，止めたりすると不快な症状が出る。この不快な症状が出ないように物質を使い続ける，あるいは行動を続ける。
- **気分変容**：嫌な気分になると，物質を使ったり，行動によって解消する。
- **再発**：一度やめた後に，物質を再使用したり，行動を再び行ったりすると，すぐ以前のようなひどい使い方に戻ってしまう。
- **健康・社会機能障害**：物質使用，行動の結果として，健康問題や家族・社会問題を引き起こす。

診断ガイドライン

　以上をふまえ，物質依存に対しては診断ガイドラインが作成されている。普段広く臨床で使われているのは，WHOによる国際疾病分類第10版（ICD-10）に収載されたガイドライン※である[2)]。このガイドラインはすべての物質に共通している。また，依存までには至らないが，物質使用により何らかの健康問題を起こしている状態は「有害な使用」と呼ばれ，これも治療の対象となる。

※ICD-10による物質依存症の診断ガイドラインについては，以下のQ6を参照していただきたい。ICD-10以外に，米国精神医学会が策定しているDSM-5による診断基準もある。しかし，こちらには「依存」は存在せず，問題をより広く拾い上げて診断する「物質使用障害」の基準が収載されている。

Q2 ▶ 「行動嗜癖」とは？

A 行動嗜癖とは，正常であれば楽しいはずの活動がコントロールしがたい欲求や衝動によって繰り返され，その結果，その個人や他者に対して有害となっている状態です。典型的な行動嗜癖は，ギャンブル依存です。

嗜癖と依存

まず，ここで嗜癖と依存の区別について述べる。

依存はその対象が物質の場合に使われる。たとえば，アルコール依存，薬物依存などである。一方，本来であれば多幸感やワクワク感などを伴うはずの行動の行き過ぎと，その結果もたらされるさまざまな問題がセットになった状態を行動嗜癖と呼ぶ。この場合，対象が行動であるため，依存ではなく嗜癖（addiction）が正しい。しかし，一般的には，このような区別なく，依存と呼ばれている。本書では，とくに断りがなければ物質，行動の区別なく「依存」と呼ぶことにする。

行動嗜癖の分類

行動嗜癖と呼ばれるべき依存はたくさんある。本書でも，ギャンブル依存，インターネット依存，食べ物依存，性依存，買い物依存，運動依存，仕事依存などについて説明されている。また，窃盗癖，自傷癖，放火癖，皮膚むしり症，抜毛癖など本来，衝動性制御の障害や強迫性障害に分類されている疾患まで収載されている。これは，本書が行動嗜癖を広くとらえた内容にするように企画されたためである。

さて，行動嗜癖は既存の診断ガイドラインでは，どのように分類されているだろうか。実は国際疾病分類第10版（ICD-10）には，行動嗜癖は収載されていない。ギャンブル依存が「病的賭博」という名前で「習慣および衝動の障害」に

分類されている。しかし、ここ数年で行動嗜癖に対する考え方が大きく変わってきた。それは、行動嗜癖の一部が依存と理解されるようになったことである。既述のDSM-5では、「病的賭博」が「ギャンブル障害」と改名され、依存に初めて分類された。2018年6月にリリースされた国際疾病分類第11版（ICD-11）の最終草案では、「ギャンブル障害」「ゲーム障害」が「物質使用および嗜癖行動による障害」、すなわち依存セクションに分類されている。

なぜ，ギャンブルとゲーム

　数ある行動嗜癖のなかで、なぜ、ギャンブルとゲームだけなのか。それは、それぞれの依存の医学的エビデンスの蓄積状態による。一般に、ある状態が依存と理解されるためには、最低でも以下の条件が必要である。
①依存に特有な症状を示しているか
②依存に特有な脳内の変化がみられるか

　この2項目については、すでに「**Q1**」の解説で説明してある。数ある行動嗜癖のなかで、現時点のエビデンスレベルが上記を満たすのは、ギャンブルとゲームだけ、ということである。今後、研究が進むに連れて、他の行動嗜癖も依存に分類されていくことになると予想される。ちなみに、ギャンブル、ゲーム以外の行動嗜癖は、ICD-11では「その他の嗜癖行動による障害」に分類されている。

Q3 ▶ 「依存」が起こる原因は？

A 原因はさまざまですが，大きく分けると依存対象の特性，本人側の要因，環境要因が関係しています。対象の依存性が高いほど依存を起こしやすく，本人側では，遺伝や性格などが関係しています。また，依存物質の使用や対象行動がいつでもどこでもできる環境はリスクを高めます。

依存の形成モデル

　依存の原因は単純ではない。依存対象の物質や行動の特性，本人側の要因，さらには環境要因が複雑に絡み合っている。**図1**は，これらの関係を単純化したものである。まず，依存物質使用や嗜癖行動により多幸感や快感がもたらされる。しかし，これらを経験した人がすべて，依存になるわけではない。本人側の危険要因のレベルが高く，依存に導く環境が整っていれば，依存に発展するリスクが高くなる。

図1 依存の成り立ち

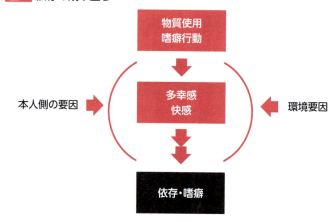

依存対象の特性

　まず，依存物質に関して，動物実験等でそれぞれの物質の依存度の高さが示されている。コカイン，ヘロイン，覚せい剤（メタンフェタミン）等のいわゆるハードドラッグのほうが，アルコールやニコチンなどに比べて依存性が高い。そのため，ハードドラッグは，使用回数が少なくても依存を引き起こしやすい。

　一方，嗜癖行動も，それが引き起こすワクワク感や快感のレベルが高いほうが依存を引き起こしやすい。たとえば，ギャンブルで勝ったときの賞金が多ければ，またギャンブルをしたくなる。多人数で行うオンラインゲームは，1人で遊ぶオフラインゲームに比べてはるかに依存度が高い。

本人のリスク要因

　本人側の要因として，まず取り上げられるべきは遺伝要因である。最も有名なのは，アルコール依存症に対する2型アルデヒド脱水素酵素（ALDH2）の遺伝的多型の影響である。日本人の約半数は，非活性型ALDH2をもっている。これらの者が飲酒すると，血中のアセトアルデヒドレベルが高くなり，顔面紅潮，心悸亢進等の反応を示す。これが，大量飲酒や依存症の予防につながるというものである[3]。

　双生児の研究などから，一般に多くの依存で，発症リスクの約50％は遺伝要因で説明されることが示されている[4]。しかし，個々の遺伝子レベルの関与については，まだほとんど解明されていない。

　一方，個人側の要因として合併精神障害や性格傾向が，リスク要因として知られている。ここでは詳細は述べないが，うつ病，発達障害，非社会的人格などが多くの依存でリスク要因となっている。また，性格では，刺激・新規追及傾向，低危険回避傾向，高ニューロティシズム傾向などがリスク要因として知られている。

環境要因

　環境要因としては，幼少時期の逆境体験，依存物質・行動への早期の暴露または早期から摂取・実施できる環境，物質の入手がたやすい（たとえば，値段

が安く，どこでも入手できる），対象行動がたやすくいつでもできる（たとえば，パチンコがいつでも，どこに行ってもできる）などがあげられている[5]。

Q4 なぜ今，依存症が問題なのでしょうか？

A まず，依存の実態が明らかになり，それが非常に大きな健康・社会問題であると認識されるようになったことが理由です。また，依存の範囲が行動嗜癖にまで広がったことも影響しています。

依存の広がり

依存は，本人の健康問題にとどまらず，家族や社会を巻き込む社会問題である。最近，さまざまな依存の実態が明らかになるにつれ，その影響の大きさが改めて認識されるようになった。具体的な実態については，本書のそれぞれの依存の項目を参照いただきたい。従来，依存といえばもっぱら物質依存を意味していた。しかし，最近，行動嗜癖まで含むようになり，依存の中味もきわめて多様化した。本書に収載されているように，実の多くの行動嗜癖が依存の一部として扱われるようになっている。

個々の依存をめぐる動き

このような一般的な話とは別に，最近は個別の依存症についても注目される理由がある。その1つは，アルコール依存症の予防，治療，社会復帰支援等を念頭においた「アルコール健康障害対策基本法」が2013年に成立したことである。これを受けて，2016年5月に国の「アルコール健康障害対策基本計画」が閣議決定され，現在，各都道府県でそれぞれの推計画が策定されつつある。

これに追い打ちをかけているのが，ギャンブル依存問題である。2016年にいわゆる「IR推進法」が成立した。また，2018年7月には「IR整備法」が成立し，わが国でも本格的にカジノの開場が進むことになった。それに伴い，ギャンブ

ル依存症の増加が懸念されている。

上記整備法の成立の前に，ギャンブル等依存症対策基本法も成立している。「ギャンブル等」の"等"にはパチンコ・パチスロなどのいわゆる遊戯が含まれている。今後，この基本法の基本計画が策定されるわけであるが，カジノのみならず他のギャンブルも含めた依存対策が具現化されていくことが期待される。

薬物依存関連では，2016年までいわゆる危険ドラッグ問題が大きな社会問題となった。しかし，法改正により危険ドラッグが一括して違法化されてから，問題が急速に収束してきた。一方，薬物依存者の早期の社会復帰を促すための「刑の一部執行猶予制度」がすでに開始されている。今後，本格的運用に至るうえで，さまざまな問題に直面することが予想される。

さらに最近では，インターネット依存が若者を中心に爆発的に増えており，今後，この問題の対策が急がれる状況にある。

以上のように，依存問題の広がりや個々の依存の事情もあり，依存問題が注目を集めている。

Q5 依存症患者への対応のポイントと注意点は？

A 各依存症患者への対応については，各論のそれぞれの依存項目でも随所に出てくるので，具体的な対応方法はそこで学んでください。ここでは，対応のポイントとして主に治療者の姿勢について取り上げます。以前は，本人に問題を示して，本人の態度の変化を促すハードな方法が好まれていました。しかし，最近は本人の回復へのモチベーションを上げる手法に重きがシフトしています。

耳を傾ける

まずは，批判を挟まず患者の言い分に耳を傾けることが重要である。それにより，依存の背景や，依存の状況，依存を患者がどのようにとらえているか，

回復する気持ちはあるのかなど，さまざまなことが明らかになる。そうすることで，治療の鍵ともいうべき，良好な治療者―患者関係ができるきっかけにもなる。

ドロップアウトを防ぐこと

適切な治療につながっていれば，時間はかかるかもしれないが，多くのケースで依存は改善する。そのため，治療者はドロップアウトを防ぐように工夫すべきである。とくに，インターネット依存の対象者は未成年者が多く，ドロップアウトが頻繁に起きる。患者や家族に配慮し，忍耐強く付き合っていくことが肝要である。

病気自体をみること

依存症患者は，自己の問題を否認し，自己中心的言動が多く，よく嘘をつく。これは，依存行動を続けるための代表的な症状である。依存から回復すると，このようなことをする必要はなくなるので，本来の自分に戻る。

しかし，治療者はこれらの症状に嫌気がさし，ネガティブな感情をもってしまいがちである。そうすると，治療効率は明らかに下がる。病気の症状を本人の気質ではなく症状としてとらえて治療にあたる姿勢が求められる。

問題の明確化

一方で，依存および依存にまつわる問題が明確にならないと，問題の改善や解決に向けての行動は起きない。問題をできるだけわかりやすく整理し，患者，家族，治療者で共有できるとよい。

話し合いと明確な方向性

依存の治療で「なし崩し」はよくない。患者とよく話し合い，治療目標（たとえば，アルコール依存であれば断酒か飲酒量低減か），治療方法（入院か，外来か，外来ならその頻度は，薬物を使用するかどうか），自助グループとのかかわりなどについて明確な方向性を共有する。

褒めること

　回復に向かって少しでも前向きに動き始めたら，その点を取り上げて，患者を褒めるようにする。依存問題のため，患者は長い間，叱責されたり，怒鳴られたり，ときには人格を否定されるようなことも言われてきている。褒められることなどほとんど経験してきていないであろうから，治療者からの賞賛によく反応する。これは彼らの回復へのモチベーション向上につながり，よい影響がある。

家族支援

　家族に治療に協力してもらうのは非常に重要である。その前に，家族は大変な辛酸をなめてきているので，まず共感や配慮が必要である。家族教室等を通じて，教育の機会や話し合いをもち，適切な協力のあり方を指導してゆく。

Q6　依存症はどのように診断するのですか？

A　物質依存症については，WHOの国際疾病分類第10版（ICD-10）の診断ガイドラインに従って診断します。一方，行動嗜癖については，ギャンブル依存は現在，米国精神医学会によるDSM-5の診断基準が使われています。しかし，2022年ころからは，物質依存，ギャンブル・ゲーム依存についても，ICD-11のガイドラインが使われます。

現行のICD-10の診断ガイドライン

　物質依存症の診断は現状では，ICD-10の診断ガイドラインに従って診断する[2]。その具体的な内容を**表1**に示す。表中の，渇望，コントロール障害，離脱症状および耐性の具体的な内容については，すでに**Q1**の解説で説明しているので参照していただきたい。表の最初にある「ある期間」とは，通常1カ月とする。

表1　ICD-10の物質依存症の診断ガイドライン

過去1年のある期間，以下の3つ以上が同時に存在した場合に診断する
①渇望
②コントロール障害
③離脱症状
④耐性
⑤物質使用のため他の楽しみや興味を無視し，物質使用やその効果から回復するための時間が延びる
⑥物質使用により明らかな問題が生じているにも関わらず使用を続ける

World Health Organization (WHO): The ICD-10 Classification of Mental and Behavioural Disorders; Clinical description and diagnostic guidelines. 1992. より作成

　また，同時に起きていなくとも，3つ以上の症状が繰り返して現れている場合も，依存症と診断する。

　ギャンブル依存に関しては，本来ICD-10の「病的賭博」の診断ガイドラインを使用すべきである。しかし，このガイドラインが漠然としていることや，すでにギャンブル依存も依存症の一部としてとらえる考え方が一般的であることから，実際には，米国精神医学会によるDSM-5のギャンブル障害の診断基準が使われている[2]。この具体的な内容については，ギャンブル依存の項目を参照いただきたい。

新しいICD-11

　さて，既述のとおり，2018年6月にICD-11の最終草案がWHOから示された。この草案は，2019年5月の世界保健総会で採択され，正式に認められることになる。その後，翻訳を含めた国内手続きを経て，2022年ころより臨床その他で使用されるようになるようだ。そこで，ICD-11の依存に関する各疾患の定義を簡単に説明する[7]。

　DSM-5と異なり，物質依存はそのまま残る。物質依存を診断するためには，①コントロール障害，②物質中心の生活（上記**表1**の第5項目），③耐性または離脱症状，の3項目のうち2項目を満たせば，物質依存と診断される。

　ギャンブル障害，ゲーム障害の定義の内容を**表2**に示した。内容は2つの障害とも同一である。

表2 ギャンブル・ゲーム障害の定義（ICD-11草稿）

①中心的症状
- ギャンブル・ゲームのコントロールができない
- 他の生活上の関心事や日常の活動よりギャンブル・ゲームを選ぶほど，ギャンブル・ゲームを優先
- 問題が起きているがギャンブル・ゲームを続ける，または，より多くギャンブル・ゲームをする

②ギャンブル・ゲーム行動パターンは重症で，個人，家族，社会，教育，職業やほかの重要な機能分野において著しい障害を引き起こしている

③ギャンブル・ゲーム行動は持続的かつ反復的で，通常，ギャンブル・ゲーム行動および他の症状が12カ月続いた場合に診断する。しかし，すべての特徴が存在しかつ重症な場合には，それより短くとも診断可能である

注：
1) 表の3つの中心的症状があり，②に示すように重症でかつ③に示す期間を満たせば，それぞれの障害と診断される
2) 樋口による仮訳

文献7)より作成

Q7 依存症の治療にはどんな方法があるのでしょうか？

A 治療には，言葉による心理社会的治療と薬物治療があります。治療の主体は前者です。依存そのものに対する薬物治療は，現在アルコール依存症でのみ行われています。

依存症の治療は大きく，心理社会的治療と薬物治療に分けられる。しかし，治療の主体は前者である。これらの治療の詳細は，本書の各依存の項目，および厚労科研の一環としてまとめられた「新アルコール・薬物使用障害の診断治療ガイドライン」を参照いただきたい[8]。

心理社会的治療

表3に主な心理社会的治療の内容をまとめた。実際には，これらの治療法を組み合わせて治療を行ってゆく。紙面の関係で，ここで，それぞれの治療法の説明はしない。興味があれば，それぞれの成書を参照いただきたい。

表3 主な心理社会的治療方法

- 個人カウンセリング
- 集団精神療法
- 動機づけ面接法
- 疾病教育
- 認知行動療法
- 対処スキル療法
- 内観療法
- 森田療法
- 家族療法
- 自助グループ
- 従業員援助プログラム（EAP）

　最近の流れは、認知行動療法をベースにした治療プログラムで、集団精神療法や動機づけ面接法の技法を使って治療を進めていくものである。これについては、すでに多くのプログラムが作成されている。例をあげると、アルコール依存症の入院治療で使われている久里浜医療センターで作成された「アルコール依存症の集団治療プログラム（GTMACK）」や薬物治療の外来治療に使われている「せりがや覚せい剤依存再発防止プログラム（SMARPP）」などである[9)][10)]。

　依存者の社会復帰のためには、このような治療施設内だけでの治療では不十分であり、自助グループとの連携や回復（支援）施設の利用が必要な場合もある。

薬物治療

　薬物治療は心理社会的治療の補助と考えられている。しかし、治療の効果に関しては、心理社会的治療に匹敵することを示す研究も報告されている。

　すべての依存症のなかでは、アルコール依存症の薬物治療が最も先んじている。離脱症状に関しては、ベンゾジアゼピン系の薬物使用方法が確立している。再発予防のために、いわゆる抗酒薬のジスルフィラム、シアナミドが30年以上前から使われている。最近、中枢神経に作用して断酒率を高めるアカンプロサートが2013年から臨床使用されている。また、2018年より、飲酒量低減を目的にしたナルメフェンが使用できるようになった。

　薬物依存に関しては、幻覚、興奮など依存の随伴症状に対して抗精神病薬などが対症的に使用されているだけで、依存そのものに対する治療薬はわが国では使用されていない。行動嗜癖に関する治療薬物は、世界的にいまだ開発されていない。

Q8 依存症治療における「回復」とは？

A 依存症から回復するためには，依存対象を完全に断ち切り続けることが最も安定的かつ安全です。しかし，依存の種類によってはこれができないものや，量を減らすことが治療目標になっているものもあります。

安全・安定的な回復

　依存には再発という特性がある。たとえば，アルコール依存症者が自らの意思で，あるいは治療により断酒を決意して続けたとする。しかし，年余にわたり断酒を続けても一度飲酒すれば多くのケースで，程なく元の依存状態に戻ってしまうことが観察されてきている。同じ現象は他のすべての依存でも認められている。このため，回復（場合によっては治癒とも呼ばれる）のためには，依存対象を完全に断ち切り続けることが，最も安定的かつ安全な方法である[8]。

依存対象を断つことの難しい依存

　しかし，依存によってはこのように完全に断つことができないものもある。たとえば，食べ物依存である。なぜなら，「食事を摂らない」という選択肢は生きている以上ありえないからである。同様の状況はインターネット依存にも当てはまる。

　しかし，ある特定の食べ物に関する依存であれば，その摂取を止めることは可能である。インターネットでは，オンラインゲームに依存しているケースが多いが，ゲームを完全に止めでも日常生活に支障をきたさない。したがって，個々のケースの特性に合わせて治療目標を工夫することが重要である。

ハームリダクション

　最近，治療目標として使用量低減（ハームリダクションとも呼ばれる）を支持

する研究や実践が報告されている。薬物依存では，古くからより依存性の低い薬物への代替療法がなされていた。わが国では，アルコール依存症者の飲酒量低減治療が議論されている。

久里浜医療センターでは，すでに減酒を目標にした専門外来がオープンしている。また，2018年には，これを目標にした新しい治療薬物であるナルメフェンの臨床使用ができるようになった。いずれしても，適応対象者や使用方法等について，知見の蓄積が必要である[8]。

Q9 依存症の治療はどんな施設で行うべきですか？

A 依存症の初期対応は一般医療機関で行われることが多いのが実情です。最近，そのためのガイドラインが出版されています。しかし，依存症の治療は専門医療機関で行うのが望ましく，各医療機関からの紹介が望まれます。

依存症の治療は専門医療機関で行われるのが望ましい。治療から回復支援に至るまで，一定の専門性が要求されるからである。

一般医療機関等における初期対応

通常，依存症者が最初に受診するのは，専門医療機関でなく一般医療機関または一般精神科である。その場合に，受診理由も依存の治療ではなく，依存の随伴症状，たとえば，アルコールの場合には肝障害，薬物依存の場合には不眠などの治療を求めて来院するケースが多い。この場合の初期対応については，新しく作成されたガイドラインなどを参照いただきたい[8]。

医療連携

背後に依存症が存在することが明らかになった場合には，近くの専門医療機関への紹介が望ましい。そのためには，普段から医療連携を実践し，医療機関

同士の疎通がとれていることが重要である。依存症者本人および家族のために，このような連携の推進をぜひお願いしたい。なお，平成29年度から開始された厚生労働省が主導する各都道府県・政令指定市における地域専門医療機関事業には，このような連携推進が盛り込まれている。

一方，紹介したくとも，どこにどのような専門医療があるかわからない場合もあるだろう。その際には，平成28年度の厚生労働省科学研究費補助金事業等で作成されたリスト（依存症拠点機関事業 依存症専門病院リスト［http://www.kurihama-med.jp/al_net.html］）を参照いただきたい。リストには，アルコール，薬物，ギャンブル，インターネット依存に対する専門医療機関が掲載されている[11]。その他の依存に関しては，都道府県の精神保健福祉センターや保健所に確認いただきたい。

Q10 ▶ 患者のサポート体制は？

A サポートに関し，医療機関の外来やデイケアサービス以外で重要な役割を果たしているのは，自助グループと回復施設です。ここでは，これらについて，簡単に説明します。相談については，次のQ11で説明します。

自助グループ

依存症者の回復の支援にとって自助グループは重要である。自助グループとは，依存の当事者が互いに励まし合いながら回復を目指す集まりである。通常はミーティングまたは例会に参加して，自身の依存にまつわる体験談を語るというものである。原則は，「言いっぱなし，聞きっぱなし」で，体験談を批判を交えず聞く，というものである。既存の多くの研究で，自助グループ参加は回復率を高める効果があることが示されている。

自助グループは，それぞれの依存に対応して存在する。歴史はアルコール依

存症が最も古い。最初の自助グループ，アルコホーリクス・アノニマス（AA）が米国で誕生したのは1930年代である。わが国では，独自の自助グループである断酒会が1950年代に結成され，その後AAが1970年代に米国から導入された。その結果，アルコール依存症に関しては，現在，断酒会とAAという2つの大きな自助グループが存在する。これらのグループが，全国の隅々で毎日ミーティングまたは例会を開いている。アルコール以外に，薬物だとナルコティクス・アノニマス（NA），ギャンブルだとギャンブラーズ・アノニマス（GA），食べ物だとオーバーイーターズ・アノニマス（OA）など多くの自助グループが存在する。それぞれの情報については，インターネットで検索するとよい。

回復（支援）施設

　回復（支援）施設は，依存症者の社会復帰支援において重要な役割を果たしている。これには，通所，宿泊型の両方がある。各施設では，回復のためのミーティング，作業，その他のさまざまな活動を通じて，回復・社会復帰を支援する。これらの施設は，アルコール依存症の回復施設であるマック（MAC）や断酒会関連施設，薬物依存症の回復施設であるダルク（DARC）のように，自助グループと密接に関係しながら運営されている施設が多い。アルコール，薬物，ギャンブルに関する施設のリストと活動内容については，**Q9**で紹介した久里浜医療センターのホームページ掲載のリスト（http://www.kurihama-med.jp/al_net.html）を参照いただきたい[11]。

デイケア等

　回復のためには，医療機関への通院継続は重要である。治療機関からのドロップアウトは，再発のリスクを高める。これを防ぐ1つの方法として，デイケアの通所がある。しかし，医療機関によっては，長く通所させるため，患者の社会復帰をむしろ妨げているという批判もある。

Q11 家族に対する対応のポイントは？

A 家族は依存の最大の被害者ですが，治療の最大の協力者でもあります。通常，本人から依存治療につながることはほとんどなく，家族が本人を説得して治療に導入します。一方で，家族は本人の依存にまつわる問題で疲弊しており，相談を受ける，場合によっては介入するなどの支援が必要です。

依存症者は通常，依存による肝障害などの身体疾患の治療には自ら出向くが，依存自体の治療は拒否することが多い。治療を受ければ，飲酒，ギャンブルなどの依存行動を続けられないと考えているからである。しかし，一方で，多くの者が心では依存行動を止めたいと願っていることを忘れてはならない。

多くのケースで，本人を説得し，依存の治療機関に連れてくるのは家族である。しかし，家族は，依存症そのもの，本人を治療につなげる方法，依存症治療等についてほとんど情報をもっていないのが通例である。そこで，家族にはまず受診相談に関する情報が必要となる。これと並行して，本人の依存にまつわる問題や疲弊した家族に対する相談・支援も重要である。

家族相談

受診等に関する相談については，地域では，都道府県・政令指定市にある精神保健福祉センターおよび保健所が受けてくれる。とくに前者は，平成29年度から始まった「依存症対策総合支援事業」で，各センターに最低1名の依存症相談員を置くことになっている。多くの依存症専門医療機関でも受診前相談を受けているので，受診予定の医療機関に相談するのもよい。

これらの医療機関に関するリストは，久里浜医療センターのホームページ（http://www.kurihama-med.jp/al_net.html）を参考にしていただきたい。また，各医療機関のホームページからもある程度の情報は得られる。また，地域の自助グループも家族の相談にのってくれる。

家族支援

　本人の依存問題，暴言・暴力，借金等に関する家族相談については，上記の地域の社会資源や医療機関で受け入れている。これらの機関では，家族治療や家族教室などを実施している場合が多い。最近，家族を支援するための技法であるクラフト（コミュニティ強化と家族訓練，CRAFT）[12]を用いての家族介入を積極的に行っている施設もある。

　家族を対象とした自助グループまたは自助グループ関連団体もある。たとえば，断酒会の家族会，アラノン（アルコール依存症者の家族等対象），ナラノン（薬物依存症者の家族等対象），ギャマノン（ギャンブル依存症者の家族等対象）などである。また，全国薬物依存症者家族連合会といった団体もある。それぞれの活動や支援内容については，各団体のホームページを参照いただきたい。

文献

1) Smith DE: Editor's note. J Psychoactive Drugs, 44: 1-4, 2012.
2) World Health Organization (WHO): The ICD-10 Classification of Mental and Behavioural Disorders; Clinical description and diagnostic guidelines. 1992.（融道男，他 監訳：ICD-10 精神および行動の障害―臨床記述と診断ガイドライン．医学書院，1993.）
3) Higuchi S, et al: Curr Opin Psychiatry, 19(3): 253-265, 2006.
4) Agrawal A, et al: Addiction, 103: 1069-1081, 2008.
5) Hodgins DC, et al: Lancet, 378: 1874-1884, 2014.
6) American Psychiatric Association (APA): Diagnostic Statistical Manual of Mental Disorders, 5th ed, 2013.（日本精神神経学会監，高橋三郎，他 監訳：DSM-5 精神疾患の診断・統計マニュアル．医学書院，2014.）
7) WHO：https://icd.who.int/dev11/l-m/en（2018年7月アクセス）．
8) 樋口進監：新アルコール・薬物使用障害の診断治療ガイドライン．新興医学出版社，2018.
9) 久里浜医療センター：GTMACK．http://www.kurihama-med.jp/kaijo_tool/index.html（2017年9月閲覧）
10) 松本俊彦，他：薬物・アルコール依存症からの回復ワークブック．金剛出版，2011.
11) 久里浜医療センター：依存症全国医療機関リスト．http://www.kurihama-med.jp/al_net.html（2017年9月閲覧）
12) 吉田精次，他：CRAFT 薬物・アルコール依存症からの脱出――あなたの家族を治療につなげるために．金剛出版，2014.

変わり種の依存症

樋口 進

株依存（FX依存）

　株依存は，株の売買そのものに依存しているわけではない。株の売買で得られる金銭的利益に依存しているので，ギャンブル依存の一種と考えられる。株の売買で利益を出しているうちは問題にされないが，大きな損失にもかかわらず株の売買を止めない場合に，株依存と呼ばれる。

　よく似たギャンブルにFX（為替差益の獲得を目指す外国為替取引）がある。久里浜医療センターのギャンブル依存外来を受診する全患者の1～2％にFX依存患者がいる。彼らの借金は他のギャンブル依存者に比べて法外に多いのが特徴である。FX依存に対しては通常のギャンブル依存治療を行っている。

放火癖

　放火癖，放火症は，それぞれICD-10，DSM-5で，診断ガイドラインが示されている[1,2]。当然のことながら，依存ではなく衝動制御の障害に分類されている。DSM-5の放火症の診断基準は，「2回以上の意図的で目的をもった放火」などA～Eの5項目で示されており，ICD-10の放火癖の診断ガイドラインよりわかりやすい。

　放火症のアウトラインは，基準のA～Dに示されている。通常何らかの併存症をもっており，純粋な放火症は稀である。併存症で多いのは，非社会性人格障害，物質依存，ギャンブル依存，双極性障害などである。わが国における放火症の有病率等に関する信頼できるデータは存在しない。

抜毛癖・皮膚むしり癖

　抜毛癖，抜毛症は，それぞれICD-10，DSM-5で，診断ガイドラインが示されている[1)2)]。ICD-10とDSM-5で分類が異なっており，前者では衝動制御の障害，後者では強迫性障害に分類されている。抜毛癖については，依存で認められる快感やワクワク感を伴わないことから，将来的にも依存に分類されることはないと考えられる。

　DSM-5によると，抜毛症の本質的な特徴は，繰り返し自分自身の体毛を抜くことである。抜毛は体毛の生えうる体のいかなる部位においても起こりうる。最もよくみられる部位は，頭皮，眉，眼瞼であり，比較的少ない部位は，腋窩，顔，陰部，肛門周囲である。抜毛は，短時間のエピソードとして行われることもあるが，数カ月もしくは数年持続することもある。

　同じような行動を繰り返す障害として，皮膚むしり症がある。DSM-5では，抜毛症と同じように強迫性障害に分類されている。本質的な特徴は自身の皮膚を繰り返しむしることである。最もむしられる部位は，顔，上肢，手である。爪でむしることが多いが，ピンセットなどの器具を使うこともある。抜毛症と同じように，症状の特性から，将来的にも依存に分類されることはないだろう。

文献

1) World Health Organization (WHO): The ICD-10 Classification of Mental and Behavioural Disorders; Clinical description and diagnostic guidelines. 1992. (融道男, 他 監訳：ICD-10 精神および行動の障害—臨床記述と診断ガイドライン. 医学書院, 1993.)
2) American Psychiatric Association (APA): Diagnostic Statistical Manual of Mental Disorders, 5th ed, 2013. (日本精神神経学会監, 高橋三郎, 他 監訳：DSM-5 精神疾患の診断・統計マニュアル. 医学書院, 2014.)

part 2 アルコール依存

松下幸生

Q1 アルコール依存とはどんな病態ですか？

A アルコール依存症は自分の大切なものなどよりアルコールを飲むことを優先させる状態で，飲みたい気持ちが強く起こったり，飲酒している時間が長くなったり，手の震えなどの離脱症状が特徴的です。

アルコールは少量であれば，社交の場で緊張をほぐして潤滑油のようになってくれたり，お祝いの席を盛り上げたり，沈んだ気持ちを楽にしてくれるなどの効用をもたらす。しかし，慢性的な飲酒は精神的にも身体的にも依存を形成することが知られている。「毎日飲むことは気になるけどやめられない」「仕事帰りにいつも飲んで帰る」「飲まないと寝つけない」「健診で注意されたけど，つい飲んでしまう」などと感じている方は依存症に要注意である。最近実施された全国調査によれば，国際疾病分類第10版（ICD-10）[1]のアルコール依存症の基準に合致する人は107万人と推計されていて，決して珍しい病気ではない[2]。

中核症状は飲酒のコントロール喪失および離脱症状

アルコール依存症の中核症状は飲酒のコントロール喪失および離脱症状であり，国際的に広く用いられるICD-10の依存症の診断基準は以下の6項目のうち，3項目以上が過去1年間のある期間に存在する場合に診断される。

①**飲酒したいという強い欲望あるいは強迫感**：飲酒欲求は他のことが考えられなくなるくらいの強いもの。

②**飲酒行動を統制することが困難**：飲み始めると酔うまで飲まないと気がすまない，ほどほどのところで止められない飲み方が典型的。

③**離脱症状の出現**：離脱症状には，「早期離脱」と呼ばれる飲酒を止めて6〜24

時間で始まる発汗，頻脈，発熱，手指振戦，不眠，悪心・嘔吐，一過性の幻覚や錯覚，不安，けいれん発作などが認められるものと，「後期離脱」と呼ばれる飲酒中止後72〜96時間に多くみられる粗大な振戦，精神運動興奮，幻覚，見当識障害がみられる（振戦せん妄）が，離脱の約90％は軽度ないし中等度の症状で24〜36時間をピークに消褪することがほとんどである。

④**耐性の増大**：同じ飲酒量では効果が弱くなり，しだいに飲酒量が増えていく現象を指す。

⑤**飲酒中心の生活**：飲酒量が増えると飲酒している時間も長くなり，酔いからさめるのに費やす時間も長くなり，飲酒以外の趣味などにも興味を失う結果，飲酒中心の生活となる。

⑥**飲酒による有害な結果が起きていることを知りながら飲酒を続ける**：飲酒の結果起こる身体の問題や家庭内や社会的問題がありながら飲酒を続けるようになっていく。

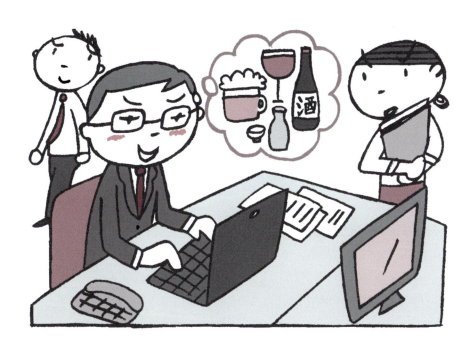

Q2 アルコール依存はなぜ起こるのでしょうか？

A 遺伝因子が50〜60％程度関与するとされていますが，アルコール代謝酵素以外の遺伝子についてはまだわかっていません。また，養育環境などのさまざまな環境要因やうつ病などの精神疾患も原因となります。

アルコール依存症の形成には，アルコールに対して弱い・強い（アルコールに弱い体質の人は少量のアルコールで顔が赤くなる）を決めるアルコールを代謝する酵素の遺伝子型を含めた遺伝の他，養育環境，家族のアルコールへの態度などさまざまな要因が関与する。親しい人との離別，失職などの強いストレスや退職なども依存症を形成する多量飲酒のきっかけになる。また，うつ病，不安障害，不眠，摂食障害，心的外傷後ストレス障害（PTSD）といった病気では，いわゆる自己治療としてアルコールを利用することがあり，依存症の形成につながることが知られている。

不安が強く神経症傾向にある人は依存しやすい

アルコールは軽い多幸感や抗不安作用といった報酬効果を有し，薬理学的には中枢神経系の抑制効果が主である。アルコールを含む依存物質が効果を発現する神経基盤としては，中脳腹側被蓋野から内側前脳束を経て大脳辺縁系の側坐核へ，さらに内側前頭前野へ投射するドパミン神経系が重視されている。コカインやメタンフェタミンなどの依存物質は直接的に側坐核などのドパミン放出を促進するが，アルコールはγ-アミノ酪酸（gamma-aminobutyric acid：GABA）を増強して間接的にドパミン放出を促進するものの，その力は弱く，作用部位も扁桃体が主な役割を果たしている。扁桃体は恐怖と関連しており，扁桃体の機能を抑制することが不安の軽減につながることから，不安が強く神経症傾向にある人はアルコールに依存しやすいと考えられる。また，多量飲酒は前頭前野の機能にダメージを与えるため，抑制系としての前頭前野の機能が減弱することも依存形成に関与すると考えられている。

Q3 ▶ アルコール依存患者の背景にはどんな原因がありますか？

A アルコール依存症は疾患異質性が高い疾患で，その背景にはさまざまな要因が存在します。遺伝や養育環境の他，不安や抑うつを背景とした自己治療としての飲酒，性格傾向などが知られています。

危険因子とはアルコール依存症の原因やなりやすさにつながることを指す。これを他の疾患でみると高血圧や喫煙が脳卒中の危険因子というのと同じだが，アルコール依存症の場合は飲酒しなければ病気になることはなく，逆に飲酒する人がすべて依存症になるわけでもないのでその関係は単純ではない。ここではいままでに医学的に認められている依存症になりやすい要因について解説する。

①性・年齢

アルコール依存症は男女に関係なくみられ，年齢もさまざまである。以前から依存症が中年の男性に多いことはよく知られており，いまでも男性に多いことに変わりはないが，最近は若い女性の依存症が増えている。習慣的に飲酒を始めて依存症になるまでの期間は女性のほうが短く，女性は男性より早く依存症になる。その原因として女性のほうが同じ飲酒量でも血中濃度が高くなりやすいこと，女性のほうが男性より飲酒による肝障害や，うつなどの精神科合併症を起こしやすいので飲酒問題が発見されやすいことなどが指摘されている。

一方，男女関係なく飲酒を開始する年齢が早いほど依存症になる危険性が高い。飲酒開始が1年遅くなるたびに後にアルコール問題を起こす可能性が4〜5％低下するともいわれる。さらに胎児期にアルコールに暴露された場合は成長期や成人後に攻撃的な行動，うつ病，不安，アルコールを含めた薬物問題が発生する危険性を高める。また，最近では高齢でアルコール依存症になる人が増えているが，退職や大切な人との死別などのライフイベントを契機とする例も多い。

②家族のアルコール問題

アルコール依存症の親をもつ人はそうではない人と比べて依存症になる確率が4倍高いとされており，依存症の原因の50％は遺伝因子とされるが，その点

については他項で説明する。一方，親が成人前の子どもの飲酒を認めるといった親の態度や家族間の関係が希薄であること，夫婦喧嘩の子どもに対する影響，子どもに対する身体的・性的虐待，子どもの放任を含めた家庭環境も依存症の危険性に影響するので単に遺伝だけの問題ではない。

③**他の精神疾患**

依存症にはうつ病が多いが，逆にうつ病，不安障害，注意欠如多動性障害（ADHD）といった精神疾患もアルコール依存症の危険性を高める。その原因として，たとえばうつ病や不安障害の場合，飲酒によってうつ病や不安障害の症状を緩和しようとするため（自己治療）と説明されるが，飲酒するとかえってうつ病からの回復が遅れたり飲酒に関連した問題を起こしやすくなるなど注意が必要である。気分障害の他には他の依存症も合併が多く，とくにニコチン依存とアルコール依存はお互いによく合併し，ギャンブルや薬物等もアルコール依存症の危険性を高める。

④**環境要因**

就学している未成年者の場合，学業上の問題や学校を大切に考えない姿勢はアルコール問題の危険性を高める。また，飲酒・喫煙する友人をもつこともアルコール問題の危険性を高める。その他，アルコール飲料の価格，入手しやすさ，メディアによる宣伝といった未成年者を取り巻く環境も飲酒問題に影響することが知られている。

⑤**心理因子**

アルコール依存に関連する心理因子として低い自己評価，新希性追求，衝動性，情緒不安定性や反社会性などが知られている。

Q4 アルコール依存の何が問題なのでしょうか？

A 単に精神的に依存するだけでなく，飲酒によってさまざまな問題行動を起こしたり，家庭や社会での役割を果たせなくなったり，飲酒によって健康を害したり，精神的にもうつ病や自殺のリスクを高めるなど数多くの問題があります。

アルコール依存症は精神科疾患だが，他の精神科疾患と比較して多様な問題が一人の人に存在するという特徴がある。その問題とは大きく分けると以下のような身体合併症，精神科合併症，社会生活や家庭生活への影響に分類できる。

社会生活や家庭生活への影響

アルコールへの依存が強くなると，学業の問題，社会的な機能の低下や問題行動，家庭のなかでの役割を果たせないなどの影響がみられ，家庭内暴力の背景にアルコール依存が存在することは珍しくない。また，飲酒運転や飲酒による事故，ケガなどの問題がみられるようになる。

さらに，対人関係でも問題を抱えるようになって孤立することが多く，イネイブリング，共依存といった独特の家族関係が生じる。イネイブリングは，たとえばアルコール依存症者の配偶者が飲酒によって生じた問題を処理してしまう（酩酊して暴れて壊した物の後片づけなど）ことによって，結果的には意に反して飲酒を助長してしまう行動である。共依存は典型的にはアルコール依存症の配偶者が病的な飲酒を解決することを自身の責任のように感じてその行動をコントロールしようとする関係を指す。このようにアルコール依存症者の病的飲酒をもとに家族関係も変化する。

精神合併症

表1にアルコール依存症によくみられる精神科合併症を示す。とくにアルコール依存症と気分障害は合併することが多く，その関係はアルコールが原因となっ

表1 アルコール依存症に合併する精神科・身体疾患

精神科疾患	身体疾患
・気分障害(単極性,双極性) ・不安障害 ・精神病性障害 ・人格障害(とくに反社会性) ・認知症 ・注意欠如多動性障害(ADHD) ・心的外傷後ストレス障害(PTSD) ・強迫性障害 ・摂食障害 ・他の物質や行為への依存	・脂肪肝,肝炎,肝線維症,肝硬変 ・高脂血症 ・高尿酸血症,痛風 ・急性膵炎,慢性膵炎 ・高血糖,低血糖,糖尿病 ・高血圧 ・脳萎縮,脳出血,脳梗塞 ・ホルモン異常 ・がん(口腔がん,喉頭がん,咽頭がん,食道がん,大腸がん,肝臓がん,乳がん) ・骨粗鬆症 ・大腿骨頭壊死 ・事故,外傷(ケガ)など

て気分障害が生じることもあれば、うつ病の背景に飲酒問題が存在する場合もあり、相互に合併しやすいという特徴がある。アルコール依存症はそれだけでも自殺のリスクを高めるが、うつ病と合併すると相乗的にリスクを高めるので注意が必要である。

身体合併症

表1に飲酒が原因となる身体疾患を示す。アルコールが関与する身体疾患は60を超えるともいわれ、さまざまな身体疾患の原因となる。アルコール依存症にこれらの疾患が多く認められることはいうまでもない。

Q5 ▶ 受診に結びつけるための対策は?

A 受診を拒む理由を理解して伝え方を変えることによって，本人との関係を変化させて受診につなげることができます。

問題が深刻になると家族も疲弊

　アルコールの問題が深刻になるにつれて本人と家族の関係も変化する。本人は現実に合わない考えに固執するようになり，さまざまな問題行動を引き起こすため家族は止めさせようとするが，そのために多くの家族は小言を言ったり脅したり懇願したり怒ったり取引をしたりする。しかし，そのようにすればするほどお互いにコントロールしようとする関係は泥沼化して関係は悪化の一途をたどる。そのなかで家族も疲れ果て絶望感から諦めの気持ちが強まっていく。

　人は問題を指摘され，叱責されて飲酒を止めるように強いられるとそれに反発したがるものである。素直に問題を認めて行動を改められるのは初期の間であり，問題が深刻になればなるほどこのような傾向は強まっていく。そのような本人に受診を受け入れさせるには拒む理由を理解する必要がある。

飲酒をやめることを強要すると逆効果の場合も

　アルコールに依存する結果としてさまざまな問題行動が発生するが，本人にとってアルコールは単に問題を引き起こすものではなく，飲酒によって得られるものがあるため，本人は止めたほうがよいことはわかっていても，止めるか・止めないか悩み，両価的な状態にあることが多い。さらに，引き起こしてきた問題のためにその自己評価も著しく低下した状態にあり，飲酒を止めた後でも精神的安定を保てるのか，離脱症状に耐えられるかなどさまざまな理由で飲酒を続けることを選択してしまう。そのような状態の人に飲酒を止めることを強要すると，かえって飲酒を続けることを選択させる結果になる。

　家族はこのような本人の気持ちを理解して接する必要があり，小言や説教を

止めて本人を大切にする気持ちや本人への関心，心配を伝えることで気持ちを理解する態度を示すと関係が変化して受診のきっかけとなる。

しかし，多くの場合，家族も疲弊しているため，専門医療機関，保健所，断酒会やアラノンといった家族を対象とした自助グループなどで支援を得て，理解と援助を受けながら本人を治療につなげることが必要になる。

家族も楽になる「CRAFTプログラム」

最近では，コミュニティ強化と家族トレーニング（Community Reinforcement And Family Training：CRAFT）という援助プログラムが紹介されている。このプログラムは，本人を治療につなげたり依存行動を軽減させたり家族自身が精神的に楽になるといったことを目標としたプログラムである。家族支援に実践している医療機関も増えており，プログラムを紹介する書籍も出版されているので参考にされたい。

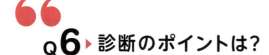

Q6 ▶ 診断のポイントは？

A 依存症には共通した症状として否認がみられ，問題を認識しながら認めない傾向があるため，診断にあたっては本人だけでなく家族など周囲の関係者などからもなるべく多くの情報を得るように努める必要があります。

ネガティブな態度を避け，落ち着いて対応する

アルコール依存症は以前から"否認の病気"として知られており，自身のアルコール問題を否認したり，過小評価したりする傾向が強い。多くの患者は家族に連れられて受診することが多く，家族もアルコール問題が深刻になればなるほど飲酒や関連する問題で精神的にも肉体的にも疲弊している。医療者側も"自分が好きで飲んだのだから"とアルコール問題のある患者には陰性感情を抱きやすく，さらに否認や抵抗を示す受診者にはなおさらだが，一方でアルコール依

存症の患者は概して自己評価が低く，注意されたり叱られたりすることに不安を抱いており，医療者のネガティブな態度に敏感に反応する。

したがって，問診する際の注意点として，受診者やその家族の気持ちを理解する必要がある。相手の主訴を聞き取る姿勢を保って不安，疲労，不信感などを理解する心構えが必要で，患者も家族もストレスのために冷静さを欠く場合があることも理解したうえで落ち着いた態度で接することが求められる。

飲酒歴の聞き方

アルコール依存症の診断に当たっては飲酒歴を聴取することから始まる。具体的には，
① 初めて飲酒した年齢
② 習慣的に飲酒を始めた年齢
③ ブラックアウトを初めて経験した年齢
④ 日中から飲酒することの有無や始めた年齢
⑤ 隠れて飲酒することの有無および始めた年齢
⑥ 日中から飲酒している場合には24時間血中アルコール濃度がゼロになることがない"連続飲酒"の有無や始めた年齢
⑦ 最近の飲酒頻度・量
⑧ 最終飲酒日時（離脱症状の出現の予測に用いる）

といった情報を聴取する。日中の飲酒が習慣化していたり，朝からの飲酒がみられるようなら依存症の疑いが強い。離脱症状が認められれば確実といえる。

その他，アルコール依存症の症状に関連するものとして，
① 離脱症状の出現した年齢
② アルコール依存症の治療歴や自助グループ参加の有無
③ アルコールに関連した身体疾患の既往歴
④ 精神科疾患の既往歴（うつ病，不安障害，摂食障害などの有無と飲酒との関連や希死念慮・自殺企図の有無）
⑥ 他の物質乱用の有無
⑦ 飲酒に関連した家庭内の問題
⑧ アルコールや薬物問題の家族歴

⑨飲酒に関連した法的・社会的問題（飲酒運転，暴行など警察沙汰や勤務先での問題など）

といった項目を聴取する。直接診断に関連しない項目も含まれるが，アルコール関連問題を全体的に把握しておくとその後の参考になる。

家族の同席は必要か？

　家族関係によるが，本人が同席を嫌がる場合は家族と分けてそれぞれから聴取する必要がある。同席する場合，本人が述べる内容を家族に確認するようにするが，中立の立場を意識しながら，あくまで本人を中心に聴取する。家族もストレスを抱えていて話したがることも多く，本人の話に口をはさんだり，否定したりして本人に自由に話させないこともあるが，まず本人から話を聞きその後で家族から聴取するように心がける。

問診の進め方

　ICD-10の診断基準に沿って聴取する。

①物質を摂取したいという強い欲望あるいは強迫感

　飲みたい気持ちが強く，飲みたくなると他のことを考えられないくらい強い欲望である。

②物質使用の開始，終了，あるいは使用量に関して，その物質摂取行動を統制することが困難

　「ほどほどで止められない，酔うまで飲まないと気がすまない」などと表現される。

③物質使用を中止もしくは減量したときの生理的離脱状態

　離脱症状の重症度は依存症そのものの重症度をある程度反映すると考えられ，中枢神経の過活動によるもので，不眠，イライラ感，手指振戦，発汗，下痢などが多く，飲酒することによって消失する。重症化すると意識レベルの低下がみられ，せん妄に至る。患者によってはどの程度の離脱が起こるか経験的に知っている場合もあり，離脱を避けるために飲酒していることもある。

④はじめはより少量で得られたその精神作用物質の効果を得るために使用量を増やさなければならないような耐性の証拠

しだいに飲酒量が増えていく現象だが，高齢者や重症の肝障害を合併している場合などではアルコールに"弱くなって"逆に飲酒量が減っている場合もあるので注意が必要である。

⑤ **精神作用物質使用のためにそれに代わる楽しみや興味をしだいに無視するようになり，その物質を摂取せざるをえない時間やその効果からの回復に要する時間が延長する**

いわゆる飲酒中心の生活になっている。飲酒すること以外に楽しみや興味を失っており，多くのアルコール依存症に認められる。

⑥ **明らかに有害な結果が起きているにもかかわらず，依然として物質を使用する。使用者がその害の性質と大きさに実際に気づいていることを確定するように努力しなければならない**

肝障害などの身体問題に限らず，家庭内の問題や社会的な問題を含む。

その他の項目

アルコール依存症は身体合併症以外にも精神科合併症が多い。とくにうつ病，不安障害，睡眠障害が多く，女性の場合は摂食障害が加わる。うつ病や不安障害は女性で合併率が高い。躁病は頻度こそ低いものの，アルコール問題を起こす割合は高い。さらに心的外傷のケースもあり，PTSDではアルコール問題の合併が多い。アルコール問題のある人をみた場合には，うつ病などの合併症を疑い，さらに希死念慮や自殺企図歴についても情報を得る必要がある。

Q7 ▶ 治療はどのように進めますか？

A 断酒を治療目標とすることが望ましいが，患者が同意しないからといって排除することがあってはなりません。患者のペースに合わせてその悩みを理解しながら関係性を重視し，最終的には断酒を目標とするように誘導することが望ましいでしょう。

アルコール依存症の治療は，まず治療目標を決めることから始まる。以前は，"アルコール依存症の診断イコール生涯の断酒"と考えられていた。断酒とは，アルコールが含まれている飲料を一滴も口にしないことである。その理由は，アルコール依存症者がどんなに長く飲酒しない生活を送ったとしても，再びアルコールを口にすると以前の病的な飲酒に戻ると考えられているためである（再発準備性）。とくに，人間関係や社会の信用が失われるような破壊的な飲酒をする人，肝硬変など身体合併症が重篤な人，過去に節酒（アルコールをコントロールして飲むこと）に挑戦しても依存症の再発を繰り返している人などは，生涯の断酒が必要といえる。

条件次第では「節酒」も治療目標になりうる

しかし，依存症には至っていない段階の多量飲酒者は節酒が治療目標になりうるし，依存症と診断される症例でも，止められないにしても減らすだけでも効果があると考える，いわゆるハームリダクションの考え方が医療者の間にも徐々に受け入れられている。

ただし，依存症の人が節酒を治療目標とすることには条件がある。①長期間続けられること，②健康への影響がないこと，③家族・友人，職場の人間関係など社会的にも悪影響のないことであり，これらが達成できなければ断酒を目標とすることが安全である。

英国国立医療技術評価機構が作成したアルコール使用障害のガイドラインでは治療における基本理念として以下の点をあげている[5]。

- 信頼関係を構築すること（支持的，共感的，判断しない態度）

- 家族には治療への参加を促して関係改善を支援し，家族にもサポートを提供する
- アルコール依存，または何らかの精神的あるいは身体的合併症のあるアルコール使用障害には断酒をすすめるべき
- 患者が節酒を望む場合には断酒が最も適切な目標であることを強くすすめるが，断酒を目標にしないことを理由に治療を拒んではならない
- 断酒を目標に考えていない患者にはハームリダクション・プログラムを考慮するが，断酒を目標とするよう励ますべき

図1には米国精神医学会による多量飲酒への介入ガイドラインを示す[6]。まず，

図1 多量飲酒への介入

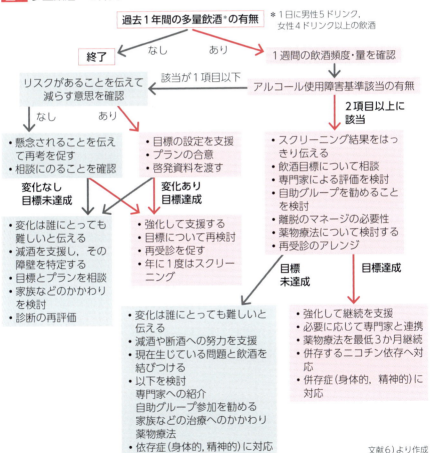

文献6)より作成

飲酒の有無や頻度・量を確認して多量に飲酒している場合やアルコール使用障害の基準に合致する場合には評価の結果をはっきりと伝えて専門家による評価，治療や自助グループ（依存症の人たちが集まって互いに断酒継続を助け合う集まりであり，全国的な自助グループには断酒会とアルコホーリクス・アノニマス〈AA〉がある）を勧めることが示されている．しかし，飲酒を減らしたり専門家への受診に従わない場合でも関係を維持しながら粘り強く説得していくことが勧められる．

外来治療

　以前はアルコール依存の治療は入院が中心とされていたが，後述のような入院を必要とする状態でなければ外来での治療は可能である．外来治療は気軽に受診でき，通院する・しない，飲む・飲まないも自己決定が優先されるため断酒への動機が形成されやすいメリットがある．また，自助グループや行政とのネットワークもつくりやすく，アルコール依存症治療のスタンダードとして全国に広がることが望まれる[7]．

入院治療

　アルコール依存症で入院治療が必要な場合は，American Psychiatric Associationガイドラインでは以下のように示されている．
①アルコールの過量摂取のために通院では安全に治療できない（呼吸抑制や昏睡など）
②重篤または複雑な離脱のリスクが高い（せん妄の既往や多剤乱用，きわめて多量の飲酒），または入院以外では離脱の管理が十分にできない
③急性または慢性身体合併症があり，外来では安全な解毒ができない
④外来治療では治療が継続できないことや治療効果を得られないことが治療歴から明らか
⑤精神科合併症のため自傷他害の可能性がある場合や治療への参加・継続ができない，あるいは入院が必要な程度に重度の合併症がある（うつ病で希死念慮がある，急性精神病状態にある等）
⑥酩酊していて自傷他害の危険性が高い
⑦入院以外の治療には反応したことがなく，現在飲酒によって身体的，精神的健康が脅かされている場合

Q8 治療中に気をつけなければならないことは？

A 治療中に気をつけなければならない点はまず，治療中の飲酒や飲酒につながる可能性のある行動や状況です。これには薬物の使用やギャンブルなどが含まれます。さらにうつ病などの合併症や希死念慮などにも注意が必要です。

断酒を治療目標にしている人が何らかのきっかけで飲酒してしまうことをスリップという。スリップはさまざまな原因で起こるが，気づかずに飲酒欲求を起こしやすい状況に陥った場合や欲求そのものに気づかないでいて，"気づいたらアルコール飲料を買っていた"などと表現される場合もある。

飲酒再開の原因になりやすい「HALT」

スリップの原因になりやすい状況にはHALT（英語で止まるの意味）がよく知られている。Hunger（空腹），Anger（怒り），Loneliness（孤独），Tiredness（疲労）の頭文字をとったもので，自助グループのAAでよくいわれている。

空腹は文字どおり腹が減ることだけでなく，情緒的な意味も含まれており，注目してほしい，理解してほしい，援助してほしいといった空腹もある。断酒しているアルコール依存症の方々には常にお菓子などのちょっとした食べ物やソフトドリンクを持ち歩いている人も多く，断酒継続の工夫の1つになる。

怒りは対処が難しい感情の1つであり，場合によっては虐待などの養育歴に端を発している場合もあるが，少しの怒りであれば怒りの原因から離れたり，体を動かしたりするような工夫で解消することができる。

孤独は自助グループなどのコミュニティにつながるきっかけにもなるが，長く続く場合にはうつ病の症状の可能性もあるので注意が必要である。疲労も飲酒欲求を生じさせるものであり，肉体的にも精神的にも全力でやり過ぎないような配慮が必要となる。このような危険な状況を知識として知っていることで，スリップを避けることができる。

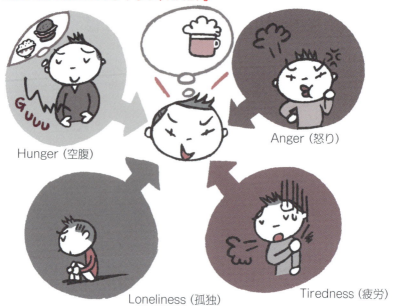

飲酒再開の原因になりやすい「HALT」

Hunger (空腹)　Anger (怒り)　Loneliness (孤独)　Tiredness (疲労)

「スリップ＝依存症の再発」ではない

　さらに大切な点として，スリップしてしまったとしてもそれは依存症の再発と区別することである。ある程度の断酒期間の後にスリップすると断酒を諦めてしまうことがあり，そのまま再発につながることも少なくない。スリップしたとしてもその後の対処の仕方で再発を防ぐことも大切な点である。

精神科合併症と自殺行動には常に注意を

　アルコール依存症には気分障害の合併が多いことはよく知られているが，飲酒しなければうつ病にはならないと考えている人も多い。しかし，断酒を継続している間にもうつ状態が生じることはまれではなく，さらに自殺行動につながることも多い。アルコール依存症者のおかれた厳しい状況が原因になることもあれば，過去にうつ病のエピソードがあって再発することもある。支援する側としてはこれらの精神科合併症さらに自殺行動を未然に防ぐよう注意していることが必要である。

Q9 ▶ 専門医への紹介のタイミングと方法は？

A アルコール依存が疑われる場合にはなるべく早い段階で紹介することが望ましいですが，同意が得られないことも多いので，信頼関係を構築して少しでも飲酒を減らすよう説得しながら紹介するチャンスを逃さないことが大切です。

内科など一般医療機関ではアルコールに関連したさまざまな身体疾患の診療を行っているが，その重症度は比較的軽症から重症まで幅広く診療している。プライマリケアの場においても問題飲酒者の頻度は男性の12.6％，女性の1.9％とする報告もあって決して少なくないと考えられる[8]。

身体症状の治療後は，即退院ではなく専門医へ紹介を

一般医療機関でアルコール問題の対応に迫られるのはアルコールによる臓器障害で入退院を繰り返し，退院すると再び飲酒して悪化する場合，入院後にアルコール離脱症状が出現する場合，酩酊時の暴言や暴力などのトラブルなどであろう。

明らかなアルコール問題がみられる場合には専門医へ紹介となるが，アルコール依存症も重症になればなるほど否認が強くなり，さらにアルコールによって前頭葉機能も低下するので，よりいっそう偏った考え方になってしまい専門医へつなぐことが難しくなる。アルコール問題はすぐに解決しようとしても難しいことが多く，タイミングが大切になることも多い。なかなか同意が得られない場合でも他職種や家族の協力を求めながら根気強く説得していただくことが望ましい。飲酒の問題が認められる場合には飲酒が問題であることを明確に伝えていただき，あらかじめ専門医療が必要になることを伝えておき，アルコールによる臓器障害のため入院治療した場合は，身体治療が終わった後はそのまま退院ではなく，専門医へ紹介していただくことが望ましい。

また，どうしても同意が得られない場合には紹介のタイミングを待つことになる。酩酊してケガをしたような場合，身体疾患が重症化した場合，飲酒運転で検

挙された場合など明らかに飲酒によって健康を害したり社会的に問題になったような場合は本人も自分の健康を心配したり，飲酒を止めようという気持ちが強くなるので紹介するチャンスになる。

飲酒量の適量を伝えるだけでも節酒効果あり

　一方，問題も早期であれば患者も指導を受け入れやすいので，早期発見，早期介入が望ましい。そのためにはアルコール問題のスクリーニング，簡易介入，専門医紹介を効果的に行う枠組みとしてSBIRT（Screening, Brief Intervention, Referral to Treatment）が提唱されている。

　スクリーニングテストにはAUDITが用いられることが多い（久里浜医療センターのホームページなどで紹介されている）。8点がカットオフ値で15点以上の場合にはアルコール依存症が疑われるので専門医療を紹介する。依存度が低い場合は飲酒量を聴取して，適量とされる飲酒量（厚生労働省は純アルコールで，1日に男性は40g，女性は20g以上の飲酒は生活習慣病のリスクを高めると定義している。ビール500mLには20gのアルコールが含まれる）を伝えるだけでも減らす効果がある。

Q10 専門施設はどうやって探しますか？

A 地域の精神保健福祉センターや保健所で相談できます。また，久里浜医療センターホームページでは，厚生労働省研究班の調査結果として依存症の治療施設のリストを公開しています。

　厚生労働省研究班が実施した全国調査によると，ICD-10の基準でアルコール依存症と判定される人の推計数は国内に107万人とされているが[2]，厚生労働省の調査では精神科を受診している依存症の数はおよそ5万人程度と推計されており，病気でありながら受診していない，いわゆるtreatment gapが大きいという特徴がある。受診していない理由はさまざまであろうが，どこに相談してよ

いかわからないということも少なくないと考えられる。

　そこで，依存症の治療・回復プログラム，支援ガイドラインの開発，支援体制モデルの確立に寄与することを目的として依存症治療拠点事業が平成26年度から3年間実施され，依存症の治療を行っている精神科医療機関の一部を「依存症治療拠点機関」に指定した。このモデル事業では，国立病院機構久里浜医療センターがアルコールおよびギャンブル依存症，また，国立精神・神経医療研究センターが薬物依存症の全国拠点機関に指定され，神奈川県立精神医療センター，各務原病院，大阪府立精神医療センター，岡山県精神科医療センター，国立病院機構肥前精神医療センターが，依存症治療拠点機関に指定された。

　前者の主な役割は，依存症治療・回復プログラムや支援ガイドラインの開発，依存症回復支援体制モデルの構築などであり，後者は，依存症者やその家族への専門的相談支援，精神科医療機関への助言・指導，関係機関との連携・調整などが，その主な役割となっている。今後は全国に依存症治療拠点機関が設置されて，わが国の依存症治療の質の向上，医療連携のさらなる推進，相談支援体制の向上等に取り組む予定である。

　なお，久里浜医療センターホームページ（http://list.kurihama-med.jp/md/index.html）では，厚生労働省研究班の調査結果として依存症の治療施設のリストを公開している。

Q11 専門治療施設ではどんな治療を行っているのですか？

A 　離脱や合併症の治療，依存症への洞察を深めて断酒の動機づけの強化などを行います。具体的には依存症の理解を深めるための教育や集団による精神療法，認知行動療法が中心であり，さらに自助グループへの参加や薬物療法などを行っていきます。

　依存症の多くは身体合併症のために最初に身体科を受診することがほとんどだが，依存症が疑われる場合は専門治療施設へ紹介することが望ましい。

表2　アルコール依存症の治療段階

治療の場	外来	入院(一期治療)	入院(二期治療)	主に外来
治療段階	1. 導入期	2. 離脱期	3. リハビリテーション前期	4. リハビリテーション後期
治療対象となる問題点	・アルコール関連問題(身体合併症，精神症状，家庭内不和，飲酒による社会的問題など)	・離脱による身体・精神症状，脱水，低栄養，身体合併症	・精神依存への対処 ・物質関連障害の治療	・再飲酒危機への対処 ・家庭内問題への対処 ・社会復帰
治療の目標	・依存症が病気であることの理解，治療への動機づけ	・断酒の開始 ・離脱の治療 ・身体合併症の治療 ・精神科合併症の治療	・教育による依存への洞察 ・精神の安定化 ・社会生活技能の向上 ・家族の休養	・断酒の継続 ・ストレス対処行動の獲得 ・家族の回復 ・生活の安定化
方法	・本人への説明および治療参加への説得 ・家族の協力を得る ・家族を教育する ・職場や内科医の協力を得る	・薬物療法 ・補液 ・個人精神療法	・酒害教育 ・集団精神療法 ・認知行動療法 ・自助グループ参加を体験 ・抗酒剤の服用 ・家族へのアプローチ	・自助グループへの参加 ・外来通院精神療法 ・抗酒剤服用の継続 ・家族へのアプローチ

文献10)を参考に作成

離脱の治療から始め，再飲酒防止のアフターケアまで

　専門治療施設では受診直前まで飲酒をしていた場合には離脱の治療から開始する。一般的に治療段階は，①離脱期，②離脱後のリハビリテーション，③再飲酒防止のためのアフターケアに分けられる。

　アルコール依存症治療のステップは以下のようになる[9]。具体的な治療段階は表2に示す。
- 診断とその根拠を明確に伝え，回復には断酒が必要であることを説明するが，押し付けるのではなく，断酒に向けての不安や問題点などを聞き出して共感を示し，本人の自己効力感を高める。動機づけ面接の技法を用い，飲酒を止めて断酒を目標とすることを受け入れるようにする。
- 離脱が終了していなければ離脱の治療を行う。
- 薬物療法について十分説明したうえで開始する。

- 心理社会的治療を開始する。
- 身体合併症や精神科合併症のマネジメントおよびケースマネジメントを行うが，多職種でかかわることを原則として医療者間で情報を共有する。
- 家族にもアルコール依存症に関する医学的知識を提供してイネイブリング（過剰な世話焼き）や共依存などの行動を修正するように指導して支援する。
- 自助グループへの参加を促す。
- 通院を継続すること，抗酒剤（服用中に飲酒すると顔面紅潮，頭痛，吐き気などの不快な反応を生じさせる）やアカンプロサート（飲みたい気持ちを減らす）の服用継続，自助グループ参加の重要性を繰り返し説明する。
- 個人的な生き方や環境が変化して，より安定した断酒になる。

心理社会的治療

アルコール依存症治療の中核である。離脱症状から回復した後に，断酒を目標とした心理社会的治療を始める。依存症の心理社会的治療は集団治療を原則とする。

①教育プログラム

アルコール依存症に対する疾病教育は古くから実施されているもので，入院治療ではよく行われる一般的なものである。その効果については，ほとんど効果はないとする研究もあるが，アルコール依存症のほとんどの専門治療病棟で実施されている。

②動機づけ面接法

飲酒行動を変えるという患者自身の意欲が治療結果を左右することは当然だが，医療機関を訪れる多くの受診者は十分な動機をもっているとはいえず，止めるか止めないか両価的な状態にあることがほとんどである。以前は否認を依存症に特有な病的なのものと考えて，飲酒による問題に直面化させて否認を打破することが必要と考えられた。しかし，動機づけ面接法の開発により直面化は避ける考え方が主流になっている。詳細は参考文献[11]を参照いただきたい。

③認知行動療法

認知行動療法は気分が認知のあり方（受け取り方や考え方）の影響を強く受けることに注目して，認知や行動に働きかけて気分を改善したり，問題解決を促す構造化された精神療法であり，アルコール依存症などの依存性疾患にも応用され

ている。アルコール依存症には飲酒行動に関する特有の認知の偏りがある。すなわち，①問題否認（自らの飲酒問題を否認），②節酒容認（コントロールして飲める），③逃避（ストレス発散のために飲酒が必要），④合理化（理由づけして飲酒を容認），⑤感情論（酒が好きだから飲む），⑥断酒はできないと諦める，⑦投げやりな態度（酒を止めてもよいことはない），⑧断酒はその気になればいつでも可能といった考え方が多い。

アルコール依存症の認知行動療法は，集団または個人でこれらの認知について振り返りながら，再飲酒につながりやすい認知や行動の修正を目的とする。

④認知行動対処技能療法

この治療法は対処技能に注目したもので，再飲酒の可能性を減らすために生活のあり方を変えることを強調する。どのような状況が飲酒の引き金になって危険かを認識したり，このような状況を避けたりするトレーニングを行い，飲酒欲求への対処技能を学ぶものである。飲酒につながりやすい状況を避けるために生活のあり方を変化させてよりよい生活を促進することが推奨される。状況→考え→感情→行動の連鎖のさまざまな側面に断酒の障害となる問題があることに気づいていく。

⑤家族療法

アルコール依存症は家族や周囲の人を巻き込む特徴があり，家族は依存症者の飲酒について自分を責めたり，罪悪感を抱いたり，飲酒によって生じたさまざまな問題の尻拭いをしようとしたり，過剰な世話焼きをしてかえって飲酒を促進してしまう結果になることも多い。そのため，家族にもアルコール依存症に関する医学的知識を提供してイネイブリング（過剰な世話焼き）や共依存などの行動を修正するように指導することで治療効果の向上が期待できる。

⑥自助グループ参加

国内には断酒会とアルコホーリクス・アノニマス（AA）がある。双方とも参加者の体験談を聴いたり，自分の経験を語ったりする場であり，孤立感や劣等感を抱きやすい依存症を孤独から解放し，内省を深め，仲間の共感を得て安らぐことができる。AAで行われている12のステップと呼ばれるプログラムは効果が実証されており，実施している医療機関もある。断酒会は家族の参加が可能だが，AAに参加できるのは本人のみであり，家族にはアラノンというミーティングの

場がある．自助グループでの体験は医療機関ではなかなか提供できないものであり，医療機関においては，地域の自助グループ活動を常に把握して，受診する依存症者に参加を促す必要がある．

薬物療法

　断酒を目標とした薬物療法には抗酒剤と以下のものがある．抗酒剤は患者の理解を得た上で使用することを原則とし，家族などの協力でコンプライアンスを守るとより一層の効果が期待できる．

　断酒の継続を目的として用いられる薬剤には抗酒剤とアルコール依存症断酒補助剤のアカンプロサートの2種類がある．抗酒剤にはノックビン（粉末）とシアナマイド液（液剤）の2種類がある．ともにアルコールが代謝されてできたアセトアルデヒドを分解するアルデヒド脱水素酵素の阻害剤である．服用後に飲酒するとアセトアルデヒドが代謝されず，高アセトアルデヒド血症を生じて顔面紅潮，眩暈，嘔気，血圧低下などの反応を生じさせる．アカンプロサートは2013年に承認された新しい治療薬であり，心理社会的治療と併用して離脱症状の治療終了後に開始する．抗酒剤のようにアルコールと反応を起こすことはなく，飲酒欲求を抑制して断酒率を向上する効果があるが，抗酒剤と併用することも可能である．服用開始時には副作用として下痢が出現することがあるが，服用を継続する間に軽減することが多い．

Q12 治療後のフォローアップについて教えてください．

A 入院治療終了後も外来通院やデイケア通院で断酒継続をはかります．通院期間に決まりはありませんが，通院することも断酒継続の一助になるので，なるべく長期に通院していただくのがよいでしょう．

　外来通院やデイケアの第一の目的は，断酒の開始と継続によって依存症や合併症からの回復をはかることであり，第二の目的として就労世代であれば社会

復帰が目的となる。アルコール依存症はアルコール依存症そのものによる障害もあれば合併症による障害もあり，その程度はさまざまなため，目標はその人に合った当面の目標と少し先の目標に分けて考える必要がある。

生活する能力が保たれている場合には外来通院になるであろうし，生活能力の低下がみられて支援が必要な場合や退職後の高齢者などでは酒を飲まずに過ごす居場所としてのデイケアが必要になるが，地域によっても利用可能な社会資源には制限があるため，条件に応じた治療内容にしていく必要がある。就労可能年齢であれば社会復帰を目的として復職支援プログラムを利用することが望ましい。アルコール依存症を対象に就労目標に特化したデイケアも行われているが[12]，このようなプログラムは，まだ限られた施設でのみ運営されているのが現状である。

呼気検査で「飲酒せずに通院する」ルールの徹底を

依存症のデイケアで留意すべき点として，断酒による回復が前提となるため，飲酒しないで通院することが原則となる。そのためには，飲酒の有無を確認する必要があるので，久里浜医療センターのアルコール依存症デイケアやリワークプログラムでは呼気中のアルコール検出器を毎朝用いて，飲酒していないことを確認している。このルールはプログラム参加前に十分に説明して同意を得ておく必要がある。

呼気中のアルコールが陽性の場合は，担当医と面接して，その日のプログラム参加は中止にするが，飲酒したことを責めるのではなく，飲んだことを本人が素直に認めることが大切である。担当医とは飲酒に至った経緯や再飲酒の防止方法等について話し合うよい機会ととらえて飲酒したことは隠さないように前もって説明しておく。飲酒した参加者をプログラムに参加させないなどのルールを守ることは，治療的雰囲気を保つことに役立つ。スタッフによってルールの扱い方が異なると参加者に影響し，治療的雰囲気を乱すことになるので，ルールの順守についてはスタッフ間で意思統一しておくことが大切である。

Q13 家族への支援はどのように行いますか？

A 問題が深刻になればなるほど家族も疲弊して，家族による問題解決は困難になります。長い間，問題に晒されることで家族関係も変化しているため客観的に問題を把握することができなくなっており，専門家による援助が必要になります。

初期は問題を過小評価する傾向

　アルコール依存症は家族を巻き込んで家族の在り方を変化させるという特徴がある。依存症の家族によく認められるパターンとして，問題が初期の間は，泥酔して家に帰れなくなるなどの問題が起こっても，家族も本人も深刻な問題とは思わずに，たまたま飲みすぎただけなどと問題の過小評価をする傾向がある。しかし，依存症に特徴的な飲酒（隠れて飲んだり，朝から飲んだり，連続飲酒など）になったり，飲酒の結果が問題になる（暴力，欠勤，ケガ，失禁など）ようになると，家族はその対応に追われていく。

　そして，"イネイブリング"という依存症のご家族によくみられる行動をとるようになる。たとえば，二日酔いによる欠勤なのに，嘘をついて会社に伝える，酔って壊したものを片づけるといった依存症者をサポートする行動を指す。また，本人に対しては，飲酒のコントロールができないことを病気ではなく，本人の意志の弱さや性格の問題として説得したり，非難したり，過去の飲酒にまつわる鬱積した怒りをぶちまけるなど感情的に依存症者を責めるといった行動をとることが多い。

　イネイブリングのように飲酒の結果で生じた問題を隠してしまうことは，依存症者が問題を自覚できないようにしてしまう。また，感情的に依存症の人を非難することは，本人との関係も悪くなり，現実的な話し合いができなくなる。家族は本人のためと思って，このような行動をとって一時的に奏功する場合もあるが，長い目で見ると依存症からの回復を妨げてしまい，さらに家族の疲労

感も強くなって，家族自身の健康も損なわれてしまう。

依存症が「病気である」ことを正しく理解してもらう

　家族のサポートとしては，まず，依存症が性格の問題などではなく，病気であることを正しく理解して，依存症の本人との接し方について専門家や自助グループなどへ相談していただくのがよい。知らず知らずに後始末などをしている場合もあるので，依存症の人との関係について話してもらい，本人が問題を認めたり，飲酒行動を変える気にさせたり，治療を求めるようになるように家族にも付き合い方を見直していただく必要がある。専門家や自助グループへの相談は疲れて傷ついた家族がその辛さを理解されて回復するという効果もある。

　家族の相談窓口として，自助グループには全日本断酒連盟（全断連），アラノンジャパンなどがある。医療機関については，行政機関（精神保健福祉センター，保健所）に問い合わせれば，地域の専門医療機関に関する情報を得ることができる。

文献

1) World Health Organization (WHO): The ICD-10 Classification of Mental and Behavioural Disorders; Clinical description and diagnostic guidelines. 1992.（融道男, 他 監訳：ICD-10 精神および行動の障害—臨床記述と診断ガイドライン. 医学書院, 1993.）
2) Osaki Y, et al: Alcohol and Alcohol, 51: 465-473, 2016.
3) 吉田精次, ASK（アルコール薬物問題全国市民協会）：アルコール・薬物・ギャンブルで悩む家族のための7つの対処法——CRAFT（クラフト）. アスクヒューマンケア, 2014.
4) ロバート・メイヤーズ, 他（松本俊彦, 他訳）：CRAFT——依存症者家族のための対応ハンドブック. 金剛出版, 2013.
5) National Institute for Health and Care Excellence: Alcohol-use disorders: diagnosis, assessment and management of harmful drinking and alcohol dependence. 2011.（https://www.nice.org.uk/guidance/cg115）
6) American Psychiatric Association: Practice guideline for the treatment of patients with substance use disorders. 2nd ed, 2006.
7) 辻本士郎：精神科治療学, 28：131-135, 2013.
8) 伴信太郎, 他：日本医事新報, 3945：37-43, 1999.
9) 松下幸生, 他：物質関連障害および嗜癖性障害群——アルコール使用障害. 今日の精神疾患治療指針 第2版, 医学書院, 2016.
10) アルコール・薬物関連障害の診断・治療研究会, 他 編：アルコール・薬物関連障害の診断・治療ガイドライン. p.25-40, じほう, 2003.
11) ウィリアム・ミラー, 他（松島義博, 他訳）：動機づけ面接法——基礎・実践編. 星和書店, 2007.
12) 大石雅之：日本アルコール関連問題学会雑誌, 16：21-28, 2014.

COLUMN

真栄里仁

依存症医療における言葉の使い方

　黎明期の依存症医療では，依存症者の否認を打破するために，厳しく突き放すような言葉が治療的とされていた。しかし最近では，1人の依存症者の心中には変わりたくない気持ちと変わりたい気持ちの両方が同時に存在するという両価性の考えに基づき，依存症者自身の動機や意欲を引き出すやり方に変わりつつある。

　現在の主流である動機づけ面接では，「今後，飲み方をどうしていきたいと考えていますか？」「変えようと思ったのはどうしてですか？」などの中立的な"開かれた質問"や，「来院されたのは立派なことだと思います」「それはよい考えですね」など評価できる部分を積極的に見つけてフィードバックする"肯定"などの技法が用いられている。

　また，依存症者の家族向けの対応法であるCRAFT（Community Reinforcement and Family Training）でも，「私はあなたが飲まないでいてくれると嬉しい」など「私」を主語にすること，「酒をやめるのはとても大変だと思う」など理解を示すこと，「一緒に協力していきましょう」など責任の共有を示すことなど，いずれも従来あまり重視されなかった手法が推奨されている。以前の依存症医療では当たり前だった「断酒が必要なのにあなたはどうして酒をやめないのですか！」「覚せい剤は違法です」「家族を苦しめて平気ですか！」など，依存症者を非難し治療者の正論を押しつけるような言葉は，とくに治療関係が十分に構築されていない初期の段階では患者を治療から遠ざけることになりかねないとしてあまり使われなくなってきている。

　このように時代とともに依存症医療での言葉の使い方は大きく変わってきたが，医療者の言葉の選択が治療に大きな影響を与えることは，今も昔も変わらない。言葉のもつ力と怖さを忘れずに日々の診療に臨んでいきたい。

文献

1) ステファン・ロルニック，他（後藤恵監訳）：動機づけ面接法実践入門．星和書店．2010．
2) ロバート・メイヤーズ，他（渋谷繭子訳）：CRAFT 依存症者家族のための対応ハンドブック．金剛出版，2013．

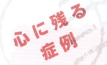

心に残る症例

真栄里仁

入退院を繰り返した アルコール依存患者

　これまでさまざまな患者さんと出会ってきましたが，そのなかでも印象深いのがAさんという男性です。Aさんは若いころからの大酒家で，20代半ばより一日中飲みっぱなしになること（連続飲酒）がみられるようになり，30代半ばで当院初診も，その後の1年余りで4回入退院を繰り返し，離婚，失業，離脱けいれんなどさまざまなエピソードがありながらも，それでも酒が止まらない患者さんでした。

　4回目の退院後もすぐに再飲酒し，全身衰弱となり1カ月後に両親に連れられ入院を希望し予約外で受診しました。いまとなっては記憶が定かではありませんが，私のなかでは雨でずぶ濡れになりながら夕暮れの診察室で入院を懇願するAさんの姿が記憶に残っています。治療は明らかに行き詰っており，なんとかその場から逃げ出したかった私は，Aさんと両親に対し厳しく叱責したうえで，「安易な入院は逃げであり治療ではない。帰ってください」と追い返しました。もう来ることはなかろうと思っていましたが，その3日後，Aさんは「あれから酒は飲んでいません」とすっきりした顔で外来に現れ，その後現在までの10年間，合併症のうつ病や，大腿骨頭壊死で苦しみながらも一度も飲酒せず，新たな職場で頑張りながら通院を続けています。

　依存症医療では，あえて厳しく接することで本人の依存症の自覚を促し治療に結び付けるという"Tough Love"という考えがあります。このケースでも経過だけみると，私が厳しく接することがAさんの回復につながったように思えますし，実際にAさんから感謝の言葉を聞いたこともあります。しかし，あのときの私の行為は愛情ではなく，治療者としての力量不足から来たものです。懸命に治療しても断酒できない患者さんが多いなか，なぜかAさんは断酒しました。違う対応をしていたら，あるいは他の患者さんならどうなったのか，そしていまの自分はあのときと変わったのか等々，さまざまなことを考え，複雑な気持ちにさせられる患者さんです。

part 3 薬物依存

成瀬暢也

Q1 ▶ 薬物依存とはどんな病態ですか？

A 快感を得たり気分を変えたりすることを目的に，薬物を繰り返し使っているうちにコントロールがつかなくなり，さまざまな問題や悪影響が起きても修正できなくなった状態のことをいいます。

「乱用」は薬物使用上のルール違反のことであり，法に触れるものを1回でも使えば乱用である。シンナーの吸引など，本来の目的と異なる使用や処方薬の用量・用法を守らない使用も乱用である。

「中毒」は毒に中（あた）ること，つまり薬物の摂取による脳を含めた身体のダメージをさす。

「依存」はコントロール障害であり，意志の力や精神力では対処できない状態をいう。「乱用」を繰り返すと「依存」が形成され，さらに使用を続けていると「慢性中毒」の症状を引き起こす，と説明できる。

脳内の変化

快感や喜びには，「脳内報酬系」が関与している。これは，中脳皮質辺縁系経路（A10神経）とも呼ばれ，興奮するとドパミンを分泌する。報酬系は，さまざまな日常的な喜びに関係しているが，依存症はこの報酬系を狂わせ，生命の維持に重要な，本能的な行動さえ変えてしまう。単なる乱用から依存症（のめり込みによるコントロール障害）へと変化していく。

薬物は報酬系に作用し強制的にドパミンを分泌させるが，これが繰り返されると，ドパミンに対する脳の反応は鈍くなっていく。そのため，さらに薬物の量や頻度を増やしていっても快感は得られず，焦燥感や不安・物足りなさばか

りが強くなっていく。

なお、ICD-10の物質依存の診断ガイドラインについては、part 1「依存症の基礎知識」**Q6**を参照のこと。

Q2 ▶ 薬物依存はなぜ起こるのでしょうか？

A 薬物には気分を変える作用があります。快感や多幸感を得たり意欲を高めたり不安・緊張を軽減する目的で使われます。その効果を強く感じると繰り返し使用し、薬物のもつ依存性から止められなくなっていきます。

依存症患者の人間関係の特徴

依存症の元には対人関係の問題があるといわれる。

筆者は依存症患者の背景には共通した特徴があると考えている。それは、「自己評価が低く自分に自信がもてない」「人を信じられない」「本音を言えない」「見捨てられる不安が強い」「孤独でさみしい」「自分を大切にできない」の6項目に集約できる。

このような問題があると、患者は人に相談したり癒されたりすることができにくく、ストレスをため込みやすい。そんなとき薬物が容易に入手できると、薬物に酔って気分を変えることで対処しようとする。

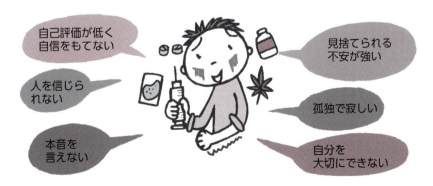

依存性薬物を反復使用すると，素面でいることがより苦痛となり，止められなくなっていく。

このように，人間関係のなかで過大なストレスを受けると，人は「手っ取り早く簡単に気分を変えること」つまり「酔うこと」でストレスを回避し，かりそめの癒しを求める。その薬物と相性が合えば繰り返され，薬物自体がもつ依存性から習慣化していく。そして，コントロールを失った状態となる。

人は，ありのままの自分を受け入れてくれる安心感・安全感をもてる居場所と仲間があって，初めて本当の意味で癒される。依存症患者は，人のなかにあって癒されることができないために酔いを求めるといえよう。

依存症になり乱用を続けていると，さらにストレスに弱くなっていく。それは現実の問題に向き合って対処することなく，気分だけを変えて問題を先延ばしするからである。精神的な成長がストップしてしまうといわれる所以である。

薬物に手を出した人がみんな依存症になるわけではない。依存症患者の薬物使用は，「人に癒されず生きにくさを抱えた人の孤独な自己治療」という見方が最も適切である。虐待やいじめ，性被害に遭い，深く傷ついた患者は驚くほど多い。しかし，多くはそのことを誰にも語らず，胸の内に秘めている。

依存症患者は，自分を理解してくれ，信頼して本音を話せる拠り所を求めている。人のなかにあって安心感・安全感を得られるようになったとき，薬物によって気分を変える必要はなくなる。人と信頼関係をもてなければ，薬物に酔うことを手放すのは難しい。

Q3 ▶ 依存する薬物にはどのようなものがありますか？

A 薬物は，脳の働きを抑えるものと興奮させるものに大別できます。前者は，モルヒネ・ヘロイン，鎮静薬，アルコール，有機溶剤，大麻など。後者は，覚せい剤，コカイン，ニコチンなどです。他に幻覚剤などもあります。

依存性薬物は，中枢神経抑制作用（脳の働きを麻痺させる）をもつ薬物と，中

枢神経興奮作用（脳の働きを興奮させる）をもつ薬物に大別される。

依存性薬物の特徴

表1に主要な依存性薬物を示す。

脳の働きを抑制させる代表的な薬物として，モルヒネ・ヘロインなどのオピオイド，古いタイプの睡眠薬・抗てんかん薬であるバルビツール酸，現在使われている多くの睡眠薬・抗不安薬であるベンゾジアゼピン，アルコール，シンナー・トルエンなどの有機溶剤，大麻などがあげられる。合成カンナビノイド系の危険ドラッグはここに入る。多幸感，意識障害などをきたす。

脳の働きを興奮させる代表的な薬物として，覚せい剤，コカイン，LSD，MDMA，ニコチンなどがあげられる。カチノン系の危険ドラッグはここに入る。覚醒，興奮，幻覚妄想などをきたす。

表1 代表的な依存性薬物の特徴

中枢作用	薬物のタイプ	精神依存	身体依存	耐性	催幻覚	精神毒性	法的分類
抑制	アヘン類	+++	+++	+++	−	−	麻薬
抑制	バルビツール類	++	++	++	−	−	向精神薬
抑制	アルコール	++	++	++	−	−	その他
抑制	ベンゾジアゼピン	+	+	+	−	−	向精神薬
抑制	有機溶剤	+	±	+	+	++	毒物劇物
抑制	大麻	+	±	+	++	+	大麻
興奮	コカイン	+++	−	−	−	++	麻薬
興奮	覚せい剤	+++	−	+	−	+++	覚せい剤
興奮	LSD	+	−	+	+++	±	麻薬
興奮	ニコチン	++	±	++	−	−	その他

- 「精神依存」とは，その薬物への欲求の相対的な強さを示す
- 「身体依存」とは，その薬物を継続して使った後に，中止あるいは減量した場合に出現する離脱症状（身体症状）の相対的な強さを示している
- 「耐性」とは，薬物を使っているうちに身体が慣れてしまい，同様の効果を得るためには使用量や使用頻度を増やさなければならない性質のことである
- 「精神毒性」は，薬物を使っているうちに幻覚や妄想などの精神病症状を引き起こす性質を示す
- 各薬物は，それぞれの法律によって個々に規制されている

文献4）より和田清先生提供

Q4 薬物依存の何が問題なのでしょうか？

> **A** 薬物乱用を繰り返すことにより，興奮状態や幻覚妄想状態，意識障害，社会的問題や犯罪，自殺などが起きます。ただし，最も重要な問題は，ストレスに弱くなり，当たり前にできていたことができなくなっていくことです。

薬物依存症になると，薬物によっては猜疑心が強くなったり音に敏感になったり幻覚を見たりするようになる。「猜疑心」がさらに強くなると被害妄想に，「音に敏感」がさらに強くなると幻聴になる。このように中毒性精神病をきたす。

さらに，暴力的になったり犯罪を引き起こしたりすることも特徴である。家族をはじめとして人間関係が悪化し，就労や学業にも支障をきたす。それ以外にも，自殺・事故などさまざまな問題や悪影響をきたすようになる。

当たり前にできていたことができなくなっていく

ただし，最も重要な問題は，「ストレスに弱くなり，当たり前にできていたことができなくなっていくこと」である。これは，現実の問題に向き合って悩み考え，人に相談して何とか乗り越えて自信をつけていくという経験をせずに，薬物使用によって気分だけ変えて問題に向き合わなくなるからである。現実的な問題に対処することを避けて，気分だけ変え続けていると，些細なストレスやもやもやした気分さえ，薬物なしでは対処できなくなる。

また，依存症になると，生きていくうえで大切なものの優先順位も変わってしまう。健康，家族，友人，仕事，約束，信頼，希望，いきがい，財産，命よりも，薬物使用が優先されるようになっていく。

薬物の反復使用によるストレス耐性の低下，優先順位の逆転現象などを知っていないと，「意志が弱い」「怠け者」「人格破綻者」などと批判してしまうことになる。当たり前のことを「やらない」のではなく，「できなくなっていく」ことを理解しておく必要がある。以上は，依存症の気づかれにくい症状である。

そして，依存症の状態が続くと，生きていくうえで大切なものを次々と失う。ここに依存症の怖さがある。

薬物依存に伴う問題

- 中毒性精神病を引き起こす
- ストレス耐性が低下する
- 家庭問題，就労問題，健康問題などを引き起こす
- 暴力行為，犯罪行為，事故，自殺のリスクを高める
- 生きることに大切なものを次々と失う

Q5 薬物依存患者は増えているのでしょうか？

A 薬物依存患者の実数を把握することは難しいのですが，覚せい剤は高止まり，有機溶剤は著明に減少，大麻は増加，危険ドラッグは一時的に急増した後に終息，処方薬は処方数に伴い増加していると推測されます。

薬物依存症患者の実数を把握することは難しい。とくに違法薬物であれば，なおさら困難となる。したがって，いくつかの資料から推測するしかない。薬物乱用者は，数十万人と推測されている。

検挙数：覚せい剤は3度の乱用期，有機溶剤は終息へ

まず，図1は薬物事犯の検挙数を示したものである。事犯者数が必ずしも乱用実態を示すとはいえないが，重要な問題薬物である覚せい剤の事犯者数をみると，これまで3度の乱用期がある。有機溶剤は，1990年以降急激に減少し終息に向かっている。2006年には大麻事犯者数が有機溶剤事犯者数を上回る状況になった。

受診数：覚せい剤は高止まり，鎮痛薬が増加

図2は，全国の有床精神科医療機関を受診した薬物関連精神障害患者の主たる問題薬物の割合を示したものである。精神科的に問題となる薬物の推移が見てとれる。これによると，覚せい剤は有機溶剤と並んで二大問題薬物であったが，

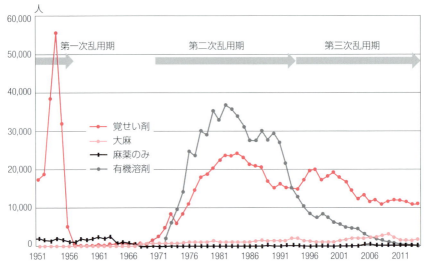

図1 薬物事犯者数

厚生労働省医薬食品局監視指導・麻薬対策課「麻薬・覚せい剤行政の概況」および
警察庁長官官房総務課広報室「犯罪統計資料」および
和田清：公衆衛生，79：222-227，2015．図1より作成

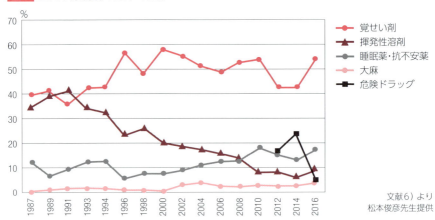

図2 主たる薬物別の比率の推移

文献6）より
松本俊彦先生提供

有機溶剤は右肩下がりに減少し，覚せい剤は高止まり，睡眠薬・抗不安薬などの鎮静薬が上昇している．2012年に突如登場した危険ドラッグは，2014年にはさらに比率を高めたが，取締り強化により終息した．大麻は乱用者が多いと推測されるが，主たる薬物として受診することは稀である．

Q6 患者の年齢分布は？

A 精神科医療機関を受診する薬物関連精神疾患患者は，40代が最多で，次いで30代，50代の順です．個別には，覚せい剤や鎮静薬患者の平均年齢は40代前半，危険ドラッグは30代前半でした．新規薬物は年齢層が低くなります．

受診の平均年齢は30〜40歳代

全国調査による精神科医療機関を受診した薬物関連精神疾患患者は，10代が0.5％，20代が11.2％，30代が27.7％，40代が32.0％，50代が19.6％，60代が7.0％，70代以上が2.0％であった（図3）．受診した患者の平均年齢でみると，覚せい剤

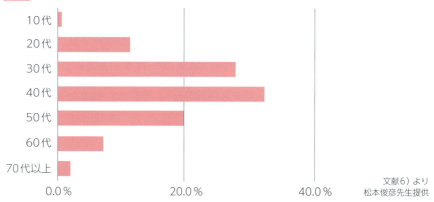

図3 全症例の年代構成（N＝2,262）

文献6）より
松本俊彦先生提供

は42.2歳（11.1％），鎮静薬は42.9歳（13.8％），危険ドラッグは32.3歳（8.4％）であったことが報告されている。

　薬物使用は10歳代から機会的に始まり，20歳代に乱用が繰り返され依存形成される。20～30歳代で問題行動や悪影響が表面化し，それでも修正できず依存症が進行して30～40歳代に受診につながるという傾向があると考えられる。覚せい剤では，断薬できても後遺症である精神病症状やストレス耐性の低さ，生活障害などで医療や支援を要することが多い。

　鎮静薬などの処方薬の依存は，20～30歳代に何らかの精神症状（多くは不安，不眠，抑うつ）で医療機関を受診して処方され，服用しているうちに処方量が増え，依存形成されてコントロールがつかなくなり問題が表面化する。その平均年齢が40歳代前半である。

　危険ドラッグは，大麻や覚せい剤から移行した者も少なくないと思われるが，好奇心や低価格，入手が容易であることから，若年者の乱用も少なくない。また，急性中毒症状が激しく，「適量」がわからない。さらに使っても逮捕されないという安心感などから，医療機関を受診した患者の平均年齢が，30歳代前半となっている。その後，取締りの強化により逮捕されるようになった。

　このように，はじめは機会的使用であったものが繰り返すようになり，頻度や使用量が増え，コントロールができなくなり，問題行動や精神症状が表面化して受診に至るようになる。薬物の種類によって年代が異なるのは，嗜好，入手しやすさ，価格，違法か否かなどによると思われる。

男女比は平均7対3

　ちなみに，男女比をみると，全体では男性72％対女性28％，以下個別にみると，覚せい剤が70％対30％，鎮静薬が51％対49％，危険ドラッグが93％対7％，有機溶剤が77％対23％，大麻94％対6％，市販薬が58％対42％などであった。

Q7 受診に結びつけるための対策は？

A 適切な医療機関を前もって調べておき，患者を責めずに心配している旨を伝えて受診を勧めます。違法薬物の場合は警察に通報されないこと（Q9参照），無理やり入院させられないことを前もって確認し，患者に伝えることも大切です。

厳しい指摘や叱責は逆効果となる場合が多い

　基本的には，患者に対して薬物使用を責めることなく，心配している旨を伝え，相談や受診に一緒に行くように促すことを提案する。患者は薬物使用に対して問題意識をもっているが，そのことを厳しく指摘されたり叱責されたりすると，より薬物使用に向かうことが多いので注意が必要である（**図4**）。

　感情的になって責め立てることなく，患者が一目置いている家族や親しい知人が集まり，医療機関や相談機関への相談や受診を勧める。その際に，適切な機関を前もって調べ，コンタクトをとっておくことが必要である。

　彼らは苦しくて薬物使用している。断薬の強要や薬物使用の叱責は，彼らを追い詰め，よい結果をもたらさないことが多い。患者の思いを理解し，患者に共感できる支援者が患者を動かす。つまり，患者と支援者の信頼関係が結果を左右することになる。正直に話した内容を責められると，患者は正直になれない。患者のほうから正直な思いを話してくれる関係を築くことが優先される。

　最近，わが国でも動機づけ面接法を応用したCRAFTという手法が，有効性にエビデンスがあるとして導入され始めている。これは，家族がトレーニングを受け，家族から本人へ動機づけを進める方法である。

　繰り返すが，頭ごなしに強要したり，叱責したりすることは避ける必要がある。対決的になると逆効果である。

図4 患者意識調査

①再飲酒・再使用したとき

②家族から「やめなさい」といわれたとき

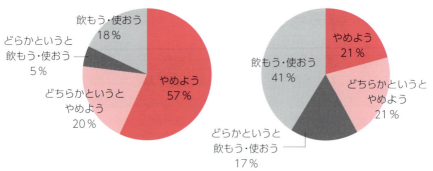

③家族から再飲酒・再使用を責められたとき

④飲酒・使用の理由

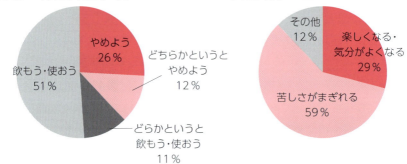

文献8)より転載

Q8 ▶ 診断のポイントは？

A 乱用を繰り返し，問題が起きていても修正できなければ依存症と考えられます。その根拠を患者，家族などから聴取したり，尿検査を行ったりします。薬物使用の有無，薬物の種類がわからなければ厳密には診断できません。

「家族がなぜ疑ったのか」を具体的に聴取する

　使用している薬物の種類，使用状況，症状などが把握できれば，診断はそれほど難しくはない。ただし，患者からの情報が得られない場合は，家族が「どんな事実から薬物使用を疑ったのか」を具体的に聴取する。「薬物や使用器具などを見たのか」「患者の状態の変化からそのように感じたのか」「他の理由によるのか」を確認する。

　薬物や使用器具を見たのであれば，物の形状（乾燥植物片，粉末，液体，錠剤など）や器具の種類（注射器，パイプ，アルミ箔など）を確認する。乾燥植物片，パイプなどは大麻や危険ドラッグを，粉末，注射器，アルミ箔などは覚せい剤，液体，粉末は危険ドラッグを，錠剤はMDMA，処方薬などが疑われる。

　本人の状態から疑われるのであれば，「隠し事をしている」「薬物使用している仲間と会っている」「出かけた後に様子がおかしい」など，どのような変化がみられたのかを確認する。さらに，「どのようにおかしいのか」を，薬物使用により起こる症状に照らして確認する。

　具体的には，意識障害（意識消失，もうろう状態，せん妄など），幻覚妄想（幻聴，幻視，被害関係妄想など），精神運動興奮，情動不安定，多弁多動，引きこもり，嗜眠などが目安となる。薬物を大別すると，興奮系（覚せい剤など），抑制系（大麻，鎮静薬，オピオイドなど），その他幻覚系などとなる。どの系統の薬物を使っている可能性があるのかについて情報を収集する。

薬物使用を認めた場合も尿検査には意義がある

　以上をふまえて，患者本人に対して，「たとえ違法薬物を使ったとしても通報はしない」「大切なことなので確認させてほしい」と前置きしたうえで，「何らかの薬物を使ったことはないか」を尋ねる。同意が得られれば，尿検査（トライエージ®）を行い，薬物を同定する。単剤使用であるとは限らないため，患者が薬物使用を認めても実施する意義はある。ただし，患者が拒んだ場合は行わない。

　薬物使用したことが確認された場合は，患者は「薬物使用以前からおかしいのか否か」を検討する。「使用と病状に関連がありそうか否か」，様子がおかしいのは，単に情動不安定，不安，抑うつ，易刺激的なレベルか，あるいは，周囲に対する警戒感・被害感，幻聴，異常な気分変動，激しい興奮，意識障害を伴うレベルであるかを検討する。後者がより重症レベル（精神病性障害）である。さらに，この状態が「一過性なのか否か」を確認する。

　こうした手順を経て，薬物による乱用（急性中毒），依存症，中毒性精神病と診断する。

Q9 ▶ 検査で違法薬物の使用がわかった場合，どんな対応が必要ですか？

A 　臨床上最も経験する可能性が高い覚せい剤には通報の義務はなく，医師の裁量に委ねられています。依存症治療においては，使用を通報しないことを保証して治療を開始します。医療においては治療的対応を優先することが大切です。

治療を躊躇させる不安を取り除く

　薬物関連患者の治療を敬遠される理由のひとつとして，違法薬物に関する司法的問題の対処があげられる。尿検査で違法薬物の陽性反応が出た場合の対応はどうすればいいのか，通報しなければならないのか，通報してはいけないのか，

通報して恨まれないのか，通報しなくて罰せられないのか，入院時に覚せい剤を所持していた場合はどうすればいいのか，など対応に迷うことが多い。

最も問題となる覚せい剤の場合，尿検査で陽性反応が認められた際は，司法機関に通報してもしなくてもよい。つまり，医師の裁量に委ねられているのが実状である。通報を義務づけられれば，自発的な依存症治療はかなり困難になる。

筆者らは，依存症治療の経過中に覚せい剤を再使用しても通報しないことを保証して治療を開始している。通報されることを心配して正直な思いや事実を話せないことは，治療継続の最大の障害である。尿検査は，患者の同意を得て，治療的な目的にのみ施行している。

薬物依存症患者が，止めようと思っても薬物を使用してしまうことは依存症の症状である。症状が出た際に正直に治療者に話せないのでは，治療にはならない。再使用がわかったときに通報されるかもしれないという不安が，どれだけ治療につながることを躊躇させてきたかに留意する。ただし，明らかに悪質で見過ごせない違法行為を伴う場合は，治療の場を守る観点からも司法対応を選択しなければならない。他の患者や職員の安全を守ることが優先される。

「麻薬中毒者」は届け出義務

これとは別に，「麻薬中毒者」に対しては，「麻薬及び向精神薬取締法」により，都道府県知事への医師の届出義務が課せられている。ここでいう「麻薬」とは，主にヘロイン，コカイン，LSD，MDMAなどを指す。大麻は大麻取締法で規制されているが，これも規定により「麻薬中毒者」として扱われることから，医師の届出義務が課せられることになる。この法律を厳密に遵守すると，たとえば大麻依存症患者は全例届出義務を負うことになり，現状に即していない。ヘロイン依存症者の医療的保護を目的にできた法律であるが，これら違法薬物は覚せい剤と同等に扱われるべきであり，そのことによる不都合はないと考える。

いずれにせよ，尿検査で違法薬物の陽性反応が出たとしても，それをもって通報や届出義務を負うわけではない。

Q10 治療はどのように進めますか？

A 薬物依存症の治療は，①治療関係づくり，②治療の動機づけ，③精神症状に対する薬物療法，④解毒，⑤疾病教育・情報提供，⑥行動修正プログラム，⑦自助グループやダルクへのつなぎ，⑧生活援助，⑨家族教育からなります。

①治療関係づくり

依存症に取り組む際に，良好な治療関係を構築することはきわめて重要である。治療者は，薬物依存症患者の特徴をふまえた適切な対応が求められる。はじめから忌避感情をもった対応は，患者に敏感に察知され，治療は失敗に終わる。

②治療の動機づけ

患者に対して陰性感情をもたず，敬意をもって患者の健康な面，前向きな面を評価し，「患者がどうしたいか」「どうなりたいか」に焦点を当てた治療目標を設定する。動機づけ面接法や随伴性マネジメントを取り入れると有効である。

③精神症状に対する薬物療法

併存する精神疾患の存在の有無を評価し，必要な薬物療法を適切に行う。ベンゾジアゼピン系，バルビツール酸系などの処方薬依存に注意する。

④解毒

中毒性精神病や連続使用などで解毒が必要な場合は入院治療を行う。その際に，退薬後に情動不安定となる「薬物渇望期」について知っておく。

⑤疾病教育・情報提供

疾病教育・情報提供を行う。介入ツールを利用するとかかわりやすい。薬物や依存症に関して，正しい情報提供が患者の認識を変えることもある。

⑥行動修正プログラム

集団プログラムがあれば治療的関与は行いやすいが，治療者が個別にかかわるだけでもよい。SMARPPなどのワークブックを使った方法が普及している。

⑦自助グループ・リハビリ施設へのつなぎ

自助グループ（ナルコティクス・アノニマス＝NA）やリハビリ施設（ダルク＝DARC）から出向いてくれる「メッセージ」を利用するか，スタッフや家族同伴で参加を試みる。回復者と直に接することは，貴重な体験となる。家族には，家族の自助グループや家族会を促す。

⑧生活上の問題の整理と解決援助

患者と共同で問題の整理と解決を進めるケースワークが重要である。この問題が大きいと，簡単に治療意欲が頓挫する。患者ができることは患者に，できないことは援助を行う。問題の整理が進むと回復の意欲が高まる。

⑨家族支援・家族教育

家族が患者の対応などで疲弊していることが多い。家族の労をねぎらい，望ましい対応を提案していく。家族が家族会や家族のグループにつながり続けるとストレスは軽減し，患者に対して適切な対応ができるようになる。

Q11 ▶ 治療中に気をつけなければならないことは？

A たとえ患者に断薬の意思があっても，頭ごなしに断薬を強要したり，薬物使用を責めたりしないことです。逆効果になってしまいます。依存症は病気であることの認識と，患者の思いに共感できることが大切です。

まず，治療者が，「薬物依存症は病気である」という認識をもつことである。つまり，薬物依存症患者に対して偏見や陰性感情をもたずにかかわれることが重要である。

「尊厳ある一人の人間」として向き合う

Q2でも述べたように，依存症の元には対人関係の問題があるといわれる。それは，「自己評価が低く自分に自信がもてない」「人を信じられない」「本音を言えない」「見捨てられる不安が強い」「孤独でさみしい」「自分を大切にできない」

の6項目に集約できる。治療者は，この特徴を十分理解してかかわることが大切である。基本的には，これらの特徴をふまえて，彼らを「尊厳あるひとりの人間」としてきちんと向き合うことである。依存症が進行すると，彼らは，周囲から非難され，排除され，孤立し，これらの問題は悪化していく。

　薬物に手を出した人がすべて依存症になるわけではない。先に述べたように，依存症患者の薬物使用は，「人に癒されず生きにくさを抱えた人の孤独な自己治療」という見方が最も適切である。虐待やいじめ，性被害に遭い，深く傷ついた患者が驚くほど多い。しかし，多くはそのことを誰にも語らず，内に秘めている。

「止めさせる」ではなく「寄り添い続ける」

　一般に依存症治療に際して，「断薬ができているか否か」ばかりが診察場面でのやりとりになることが多い。また，信頼関係ができていない状況での強要は，それがたとえ善意からであっても「支配・コントロール」である。支配に対して患者は抵抗するため，むしろ反治療的である。同様に，再使用を責めてはいけない。止めたいと思っていても使うことは，謝罪するべきことではない。再使用という病気の症状が出たからといって患者を責めることはおかしい。多くの患者は，再使用したときに自ら止めなければと思っているが，家族や治療者か

表2　依存症患者への望ましい対応

①患者ひとりひとりに敬意をもって接する

②患者と対等の立場にあることを常に自覚する

③患者の自尊感情を傷つけない

④患者を選ばない

⑤患者をコントロールしようとしない

⑥患者にルールを守らせることにとらわれすぎない

⑦患者との1対1の信頼関係づくりを大切にする

⑧患者に過大な期待をせず，長い目で回復を見守る

⑨患者に明るく安心できる場を提供する

⑩患者の自立を促すかかわりを心がける

ら再使用を責められると苦しくなり，逆に欲求が高まる。「止めさせる」のではなく，「寄り添い続ける」ことが大切である。これまで私たちは，イソップ寓話の「北風と太陽」の北風の役を疑うことなく果たしてきた。しかし，薬物依存症患者に必要なのは信頼に裏づけられた太陽である。

望ましい対応について**表2**に示す。患者と信頼関係を築いていくことを最優先することが大切である。

Q12 専門医への紹介のタイミングと方法は？

A 薬物依存症の問題があり，患者が薬物問題を自覚していること，薬物を止めたいと思っていること，止めようと思っても止められないこと，薬物使用により重大な問題が起こっていることなどが紹介の目安になります。

薬物依存症と診断され，患者が薬物問題を自覚していること，薬物を止めたいと思っていること，止めようと思っても止められないこと，専門医への受診を受け入れていること，薬物使用により重大な問題が起こっていることなどが紹介の目安になる。

診察医がするべきことは，「精神科医療の必要性の判断」と，必要な場合に「治療につなぐための助言と援助」である。これは何も薬物患者に限ったものではなく，他の精神疾患と対応は変わらない。

暴力や自傷など，切迫している場合は警察への通報も躊躇しない

精神科的に明らかに問題があり切迫している場合は，速やかに専門治療，あるいは精神科救急につなぐ。ただし，紹介できる専門医療機関が圧倒的に少ない。さらに，患者が紹介した医療機関を受診するとは限らない。受診を拒み，暴力行為や自傷・自殺などの自傷他害の恐れが切迫していれば警察に通報する。措置診察を実施され，精神症状により自傷他害の恐れが切迫していると判断され

れば措置入院になる。

　専門医の受診に同意が得られれば，「できるだけ速やかに」紹介する。専門医療機関がない場合や患者が受診を拒む場合は，家族に精神保健福祉センターや保健所，ダルクなどへの相談を勧める。また，患者から家族に対して暴力などの危険な行為があれば，警察への通報を躊躇しないように助言しておく。

Q13 専門施設はどうやって探せばよいでしょうか？

A 薬物依存症の専門医療施設はきわめて少なく，容易にみつけられないかもしれません。各都道府県や政令指定都市の精神保健福祉センターに情報があります。ダルクや精神科医療機関に確認するのもよいでしょう。

　薬物依存症の専門医療施設はきわめて少なく，全国でも10か所余りにすぎない。当然，治療につながることは容易ではない。探す手立てとしては，まず各都道府県や政令指定都市の精神保健福祉センター，管轄の保健所に問い合わせることである。ダルクが連携している精神科医療機関も参考になる。

　専門医療施設がなくても，薬物依存症を受けている医療機関を把握している可能性がある。切迫した精神病症状や薬物の連続使用による重大な問題がなければ，外来治療でよい。薬物依存症の診療の経験があり，受け入れてもらえる医療機関であれば，よしとしなければならない。

薬物依存症の治療は決して特殊なものではない

　いずれにしても，薬物依存症の治療を行う医療機関がないことが，わが国の大きな課題である。結局，適当な紹介先がない場合は，自ら外来で診てもらいたい。薬物依存症の治療は決して特殊なものではなく，他のありふれた精神疾患の診療と同様に対応できれば十分である。その際のコツは次のとおりである。

・「ようこそ」と患者の受診に歓迎の意を表し

- 患者に陰性感情をもたずに誠実に対応し
- 患者が治療から脱落しないように十分配慮し
- 患者との治療関係・信頼関係づくりを優先して
- 患者に断薬を強要せず，再使用を責めずに
- 当たり前の精神科医療を提供することにより
- 特別なプログラムがなくても治療継続率や断薬率が高まる

Q14 専門施設ではどんな治療を行っているのですか？

A Q10の対応を丁寧に行います。大切なのは信頼関係づくりと治療の動機づけです。プログラムは集団で行うことが多く，ミーティング形式のものと認知行動療法的要素を取り入れたワークブックを使ったものが主となります。

わが国の系統だった依存症治療は，昭和38年に国立療養所久里浜病院に専門病棟が設置されたことに始まる。患者は任意入院の形態で，開放病棟で集団プログラムを受ける。プログラムは，心理教育，集団精神療法，作業療法，運動療法などからなる。入院は解毒を行う時期と集団プログラムに参加する時期からなり，期間は一律に3カ月程度と決められた。病棟内に自治会（患者会）が組織され，入院生活を自主的に運営する。外泊もプログラムの一環とされ，退院後は外来通院，抗酒剤服用，自助グループ参加を継続する。以上の特徴を備えた入院治療は，「久里浜方式」あるいはARP（Alcoholism Rehabilitation Program）と呼ばれ，わが国のアルコール依存症治療の基本形とされてきた。これを薬物依存症患者にも提供された。

近年は認知行動療法的アプローチがひろがっている

最近，積極的に取り入れられているのが，認知行動療法的アプローチである。ワークブックを使い，薬物に対する対処法を身につけるものが主であり，これ

に動機づけ面接法や随伴性マネジメントを合わせて行うことが多い。薬物依存症の具体的な治療モデルとして，SMARPPがある。

わが国の依存症治療の概要について表3に示す。これまで専門施設での治療は，入院が主であったが，外来へシフトしている。

表3　わが国の依存症治療

■心理社会的治療	■薬物療法
①集団精神療法（ARP） ②自助グループ（断酒会，AA，NA） ③リハビリ施設（ダルク，マック） ④認知行動療法（動機づけ面接法，認知行動的スキルトレーニング，随伴性マネジメントなど） ⑤その他，作業療法，家族療法，運動療法，内観療法，森田療法，SSTなど	①アルコール離脱予防 ②抗渇望薬（アカンプロサートなど） ③抗酒薬（ジスルフィラム，シアナミドなど） ④随伴する精神症状に対する治療

Q15　治療後のフォローアップについて教えてください。

A　所定の治療を行い，精神状態が安定し断薬が継続できるようになれば，社会復帰のためのリハビリに入ります。通院を継続して安定を維持し，自助グループ，デイケア，就労支援など，患者に応じた支援が大切です。

通常の外来治療を続けるだけでも依存症は改善する。慢性疾患である依存症には治療の継続が必要である。薬物を使って気分を変えることにのめり込んだ患者は，素面で生きていくことが難しくなる。ストレスに弱くなっている人を，いきなり通常の生活に戻すと再発する。すぐに仕事についても続くものではない。彼らには，依存症に理解のあるスタッフや仲間のいる場で，薬物のない生活のリハビリを続けることが必要になる。

患者が回復するための要素として，①安定した居場所があること，②薬物仲間と距離をおいていること，③治療者・支援者との信頼関係が維持できている

こと，④治療が継続していること，⑤精神状態の安定が保てていることが重要であり，「安全な環境」「人との信頼関係」「治療の継続」に集約できる。これらに配慮しながら，外来治療の継続に加えて，自助グループやリハビリ施設，就労支援，デイケアなどを利用して社会復帰を進めていく。

● NA（Narcotics Anonymous＝ナルコティクス・アノニマス）について

　1953年に米国で誕生した薬物依存症者の自助グループである。メンバーになるための制約はなく，入会金も会費もなく，経費はメンバーからの少額の献金で賄われる。12のステップに基づいて回復を進めるが，その原理は，問題があることを認める，助けを求める，徹底的に自己分析を行う，信頼できる人に自分のことを打ち明ける，傷つけた人に埋め合わせをする，回復を望んでいる薬物依存者の手助けをする，となる。

● DARC（Drug Addiction Rehabilitation Center＝ダルク）について

　1985年に始まる薬物依存症者を対象とした民間リハビリテーション施設である。わが国の薬物依存症回復支援を一手に担ってきた。NAの12ステップが提案する方法に沿って，薬物を使わずに生きる方法を身につけることを目指す。薬物依存症者自らが回復する場として誕生した。現在，全国に80施設にまで広がっている。DARCの施設長やスタッフは薬物依存症者本人であり回復のモデルでもある。回復者の経験が新たに回復を目指すメンバーへと引き継がれていく。

Q16 家族への支援はどのように行いますか？

A まず，家族のこれまでの労をねぎらい，個々の家族に応じた望ましい対応を提案します。家族教室への参加，家族会，自助グループへの参加を提案します。家族が支援につながると，家族自身にも患者にもよい変化がみられます。

　依存症の治療・回復について，家族を抜きにして語ることはできない。わが国の依存症治療が遅れていることが，そのまま家族への負担を増大させる要因

になっている。家族が支援を受けて余裕をもてるようになると，患者は回復に向かい始めることが多い。

家族の精神健康をK6で評価した調査によると，**図5**のようになった。また，別の調査において，最近の家族のストレスの状態を測定するためにGHQ（General Health Questionnaire）の12項目版を用いて評価したところ，3点以上の強いストレス状態にある人が54.7％を占めており，10点以上の重篤な状態の人が19.7％であった。家族全体の平均点は4.5で，非常に高いストレス状態にあることがわかった。

家族会参加期間とGHQ得点の関連では**図6**のとおりであった。長期の参加期

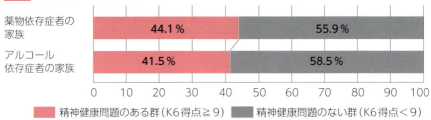
図5 精神健康の評価（K6）

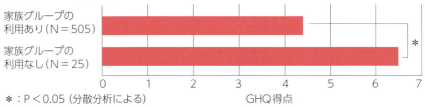
図6 家族会とGHQ得点の関連
①家族グループ利用の有無とGHQ得点
＊：P＜0.05（分散分析による）

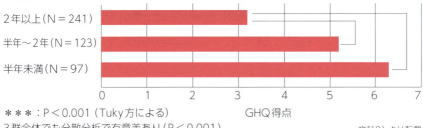
②家族グループ参加期間とGHQ得点
＊＊＊：P＜0.001（Tukey方による）
3群全体でも分散分析で有意差あり（P＜0.001）

文献9）より転載

間と低いGHQ得点の関連で有意差が示された．つまり，家族会利用期間の長い人ほどストレスが軽減している．また，家族会に長期に参加することが不適切な対応を減少させ，望ましい対応ができるようになる．

　家族の役割は，依存症について学ぶこと（問題解決のための知識を得る），依存症者に対する適切な対応を身につけること（適切な対応をとることにより本人は変わる），そして何より，家族が元気を取り戻すこと（孤立せず家族会や自助グループにつながる）が大切である．

　家族が適切な支援を受けて孤立せずに余裕をもてるようになると，患者に対して望ましい対応をとれるようになる．余裕なく感情的に患者に対応すると，互いに傷つけあい共倒れに終わる．余裕のないまま相手を支配しようとする状況が続くのであれば，両者は物理的に距離をおくべきである．ダルクなどの施設は，そのための場でもある．最終目標としては，家族と患者が信頼関係を築けることである．

　この世で最も不幸な家族は依存症者のいる家族である．この世で最も幸福な家族は依存症から回復した人とともにある家族である．

文献

1) World Health Organization (WHO): The ICD-10 Classification of Mental and Behavioural Disorders; Clinical description and diagnostic guidelines. 1992. (融道男，他 監訳：ICD-10 精神および行動の障害―臨床記述と診断ガイドライン．医学書院，1993.)
2) Khantzian EJ, Albanese MJ: Understanding addiction as Self-medication; Finding hope behind the pain. Rowman & Littlefield Publishers, Lanham, 2008. (松本俊彦訳：人はなぜ依存症になるのか――自己治療としてのアディクション．星和書店，2013)
3) 成瀬暢也：臨床家が知っておきたい依存症治療の基本とコツ．依存と嗜癖――どう理解し，どう対処するか（和田清編），医学書院，2013.
4) 和田清：依存性薬物の乱用・依存・中毒――時代の狭間を見つめて．星和書店，2000.
5) 和田清：公衆衛生，79：222-227，2015.
6) 松本俊彦，他：全国の精神科医療施設における薬物関連精神疾患の実態調査．平成28年度厚生労働科学研究費補助金(医薬品・医療機器等レギュラトリーサイエンス政策研究事業)分担研究報告書，2017.
7) 松本俊彦，他：「脱法ドラッグ」を含む薬物乱用・依存の実態把握と薬物依存症者の「回復」とその家族に対する支援に関する研究．平成26年度厚生労働科学研究費補助金(医薬品・医療機器等レギュラトリーサイエンス政策研究事業)分担研究報告書，2014.
8) 成瀬暢也：薬物依存症の回復支援ハンドブック――援助者，家族，当事者への手引き．金剛出版，2016.
9) 成瀬暢也，他：アルコール問題を持つ方の家族の実態とニーズに関する調査報告．平成20年度障害福祉創業事業「依存症患者の社会生活に対する支援のための包括的な地域生活支援事業」総括事業報告書，p.31-115，2009.

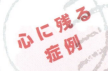

心に残る症例

松本俊彦

「やめ方を教えろ」と訴えた覚せい剤依存患者

　約20年前，私は不本意な人事で薬物依存症の専門病院に赴任しました。赴任当初の私は，たぶん半泣き顔で診療していたに違いありません。どうやって治療したらよいのか皆目見当がつかなかったからです。私にできることといえば，薬物の害について懇々と患者に説教するだけでした。

　だが，説教の効果など知れていました。患者の多くは説教に辟易して通院を中断するか，さもなければ，「早死にしてもいい。俺は太く短く生きる」と居直るだけでした。苛立った私は，ついに認知症患者の脳画像を示し，「長年，覚せい剤を使ってきた人の萎縮した脳だ」と詐欺同然の説明までしましたが，誰も薬物を断てませんでした。

　そんなある日，患者から手厳しい洗礼を受けました。覚せい剤依存症の男性患者が，口角泡飛ばして説教する私を遮り，こう凄んだのです。

　「害の話はもうやめてくれ。先生が知っている薬物の害なんて，本で読んだだけの知識だろう？　こっちは自分の身体を使って15年以上『臨床実習』をしてきたんだよ。先生なんかよりはるかに詳しい。それなのにこうして病院に来てる。なぜだかわかるか？」

　彼は厳しい目でしばし私を見据えた後，不意に声を和らげてこう言いました。

　「俺は薬物のやめ方を教えてほしいんだよ」

　私は一言も反論できませんでした。「完全に彼が正しい。彼は周囲からさんざん説教や叱責を受けてきたはずであり，それでもやめられないから病院に来ているのだ。いまさら素人と同じ説教を，わざわざお金を払ってまで聞きたくはあるまい」と感じました。

　だが，私には薬物のやめ方など知る由もありません。「せめてヒントだけでも」と，患者に教えを乞うことをはじめました――そう，善悪の判断はひとまず棚上げし，「今回，薬物を使いたくなったきっかけは？」「薬物のメリットは？」と謙虚に尋ねてみることにしました。その積み重ねによって，いつしか診察室は，患者が「クスリを使いたい／使ってしまった」と正直にいえる場所となり，少しずつ薬物をやめる患者が出はじめました。

心に残る症例

成瀬暢也

怖い症状に怯えてもやめられなかった危険ドラッグ依存患者

　35歳の男性（無職）です。

　15歳よりシンナー乱用，19歳より覚せい剤を乱用していました。土木関係の仕事につき，一時的に覚せい剤は止まっていましたが，X－4年2月（31歳）再使用して止まらなくなり当センターを受診しました。5月には使用後，「部屋に盗聴器が仕掛けられている」「命をねらわれている」と訴え，医療保護入院となりました。その後，覚せい剤を再使用したり，うつ状態になったりして3回の入院歴があります。X－1年9月より外来薬物依存再発防止プログラムに毎週参加して，断薬が続いていました。しかし，X年6月に知人から危険ドラッグを勧められて使用するようになりました。

　X年8月より危険ドラッグ（粉末）を連日使用。「覚せい剤より強力で，めしは食えないし，記憶は飛ぶし，心臓はバクバクして，全く眠れなくなった」「気がつくと鼻血が出ているし，家の中がめちゃくちゃになっているし，怖いです」などと訴えましたが，断薬はできませんでした。X年10月，連日使用して幻覚妄想状態となり，自宅で叫びながら裸で包丁を振り回しているところを，警察に通報され保護されました。尿検査で覚せい剤は検出されず，当センターへ措置入院となりました。

　入院当初は激しい興奮状態で全く安静が保てず，横紋筋融解症を併発していました。鎮静を続けて大量の補液を行い危機は脱しました。鎮静薬により朦朧とした状態で，「脱法（ドラッグ）怖えーよう。脱法怖えーよう」と一晩中繰り返していました。翌日には，包丁で人を殺してしまったのではないかと怯えていました。12月に退院し通院していましたが，まもなく再使用。X＋1年6月，自宅で死亡しているところを発見されました。傍らには危険ドラッグのパッケージが転がっていたそうです。

　彼は，危険ドラッグを使用して幻覚妄想状態で激しい精神運動興奮をきたし，これまで経験したことのない怖い思いをしました。それなのに，そんな薬物を再使用し，命まで亡くしてしまいました。これが薬物依存症の怖さといえるでしょう。「依存症は病気である」ということを実感した症例でした。

part 4 ニコチン依存

中村正和

Q1 ニコチン依存とはどんな病態ですか?

A ニコチン依存とは,たばこ製品等に含まれるニコチンを繰り返し摂取するうちに,ニコチンの脳への作用により,自分で使用をコントロールすることができなくなり,ニコチンを連続的・強迫的に使用する状態をいいます。

 長い間,喫煙は個人の嗜好の問題であり,禁煙は本人の意思の問題であるととらえられてきた。しかし,ニコチンは,他の依存性薬物と同様,精神依存性だけでなく,身体依存性があることが明らかにされており,ニコチン依存は,世界保健機関(WHO)の疾病分類において「精神・行動障害」に分類されている。

喫煙者は「積極的禁煙治療を必要とする患者」

 1988年,米国公衆衛生長官報告書"Nicotine Addiction"[1]において,喫煙の本質がニコチンに対する薬物依存症であることが結論づけられた。2000年の英国王立内科学会報告書「英国におけるニコチン依存」[2]では,ニコチンの使用中止の困難性はヘロインやコカイン,アルコールと同等と報告している。2000年の米国AHRQ(Agency for Healthcare Research and Quality)の「たばこ依存治療ガイドライン」[3]においても,「ニコチン依存症は再発しやすいが,繰り返し治療することにより完治しうる慢性疾患である」と定義づけされた。わが国では2005年の日本の9学会合同研究班による禁煙ガイドライン[4]において,喫煙は「喫煙病(依存症+喫煙関連疾患)という全身疾患」であり,喫煙者は「積極的禁煙治療を必要とする患者」と述べられている。

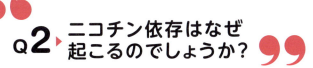

Q2 ニコチン依存はなぜ起こるのでしょうか?

A ニコチンは，他の依存性薬物と同様，脳の報酬回路に作用して快楽物質であるドパミンを分泌させます。そのことがニコチン依存につながる主要な理由と考えられています。

ニコチン依存は，生物学的要因，心理的要因，行動的要因，社会的要因が相互に影響して形成されると考えられているが，依存形成の中核をなすのはニコチンの脳への作用である。

たばこを吸うと，肺から吸収されたニコチンは静脈注射をしたよりも早い時間で脳に達する。ニコチンは「脳内報酬回路」といわれる神経系（快楽神経群ともいう）にある α4β2 ニコチン作動性アセチルコリン受容体（いわゆる「ニコチン受容体」）に作用して，快楽物質であるドパミンを過剰に放出させる（**図1**）[5]。喫煙しない人ではアセチルコリンがこの受容体に作用してドパミンを分泌させるが，ニコチンはアセチルコリンに比べてより強く結合しやすく，代謝されるまでの時間が長いため，ドパミンが過剰に分泌され，非日常的な強い快感をもたらす。このことがニコチンという薬物を繰り返し摂取する行動へとつながると考えられている。

ニコチン依存のメカニズムは他の薬物と同様

アルコールやコカインなどの他の依存性薬物も，ニコチンと同様のメカニズムでドパミンの放出を促進することがわかっており，この神経回路が薬物依存の成立ならびに維持に中心的にかかわっているものと考えられている。喫煙者ではニコチンを頻回に摂ることによって，脳内のニコチン受容体の数が増加し，このことが喫煙本数の増加や禁断症状の強さと関係すると考えられている。

図1 ニコチン依存症のメカニズム（脳内報酬回路への作用）

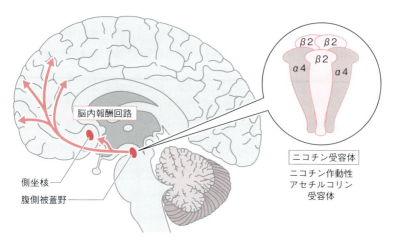

たばこを吸うと，肺から吸収されたニコチンは静脈注射よりも短時間で脳に達し，脳内報酬回路（腹側被蓋野から側坐核を介して前頭葉へ投射する神経系）にあるニコチン受容体に作用して，快楽物質であるドパミンを過剰に放出させる。この神経系の作用が薬物依存に中心的にかかわっていると考えられている

文献5）より作成

Q3 ニコチン依存患者の背景にはどんな原因がありますか？

A 喫煙に関する知識不足のほか，社会が喫煙に寛容であり，家族を含め周囲に喫煙者がいること，公共場所や職場等でも吸えること，たばこの価格が安く低所得層でも容易に入手できることなどがあります。

　ニコチン依存患者の背景として，社会のたばこ規制の程度やたばこ使用の割合，喫煙に対する社会規範，本人や家族の経済状況や学歴，家族や周囲の喫煙状況，本人の喫煙に関する知識や態度，本人の自己効力感やセルフエスティーム（自尊感情），コミュニケーションスキルやストレス対処などの心理社会的能力が関係している。

　具体的には，ニコチン依存患者が多くなる要因として，社会のたばこ規制が

遅れている（たばこ価格が安い，屋内禁煙化が進んでいない，たばこの広告等の規制が弱い，たばこパッケージの警告表示が弱い，メディアキャンペーンが実施されていない，禁煙治療が提供されていないなど），社会全体として喫煙率が高い，喫煙に対する社会規範が喫煙に肯定的で寛容である，収入が少なく学歴が低い，家族や周囲に喫煙者が多い，本人の喫煙に対する知識が不足しており，肯定的な態度を有している，自己効力感やセルフエスティームが低い，コミュニケーションやストレスマネジメントのスキルが不足している，などを挙げることができる。

Q4 ニコチン依存の何が問題なのでしょうか？

A たばこに含まれる多くの有害物質によって，受動喫煙を含め年間14万人を越える死亡につながっています。また，自覚的ストレスが増加するほか，うつ病やパニック障害にかかりやすくなります。

喫煙がもたらす深刻な身体的影響

　たばこを吸うと，ニコチンだけでなく，たばこ煙に含まれる5,000種類の化学物質，70種類以上の発がん物質を摂取することになる。そのため，多くの健康被害が引き起こされる。

　わが国では近年，喫煙率は減少傾向にあるが，いまなお日本人が命を落とす最大の原因である。喫煙が原因で死亡すると推定される数は2007年現在，年間13万人にのぼる。厚生労働省の検討会報告書（2016年）[6]によると，喫煙との関連が「確実」と判定された病気として，がんでは肺がんをはじめ，喉頭がん，食道がん，肝臓がん，胃がん，すい臓がん，子宮頸がんなどが報告されている。がん以外の病気としては，脳卒中，虚血性心疾患，慢性閉塞性肺疾患（COPD），2型糖尿病などがある（**図2**）。

図2 喫煙者本人への健康影響（喫煙との関連が「確実」と判定された病気）

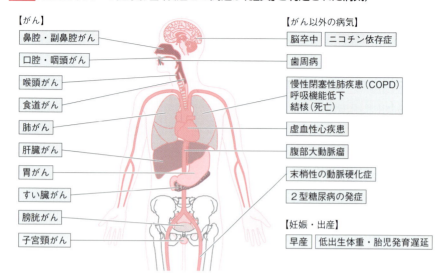

【参考】喫煙との関連が「可能性あり」と判定された病気
- がん：大腸がん，乳がん，急性骨髄性白血病，腎盂尿管・腎細胞がん
- がん以外の病気：認知症，気管支喘息，関節リウマチ，閉経後の骨密度低下，大腿骨近位部骨折，日常生活動作の低下，胸部大動脈瘤，結核，特発性肺線維症
- 妊娠・出産：生殖能力低下，子宮外妊娠・常位胎盤早期剥離・前置胎盤
- 歯：う蝕，口腔インプラント失敗，歯の喪失

文献6）より作成

精神的影響によるストレスの増加や精神障害

　ニコチンは，ドパミン（快感）だけでなく，ノルエピネフリン（覚醒），セロトニン（気分の調整，抗うつ）などの脳内神経伝達物質の分泌を高める作用がある[7]。

　ニコチン依存症では，これらの脳内物質の調節をニコチンに委ねた状態になってしまう。そのため，禁煙したり，ニコチンを摂取できない状況が続くと，イライラや集中力低下，気分の落ち込みなどのニコチン離脱症状が出現して，ストレスを感じたり，作業能率の低下や労働傷害（労働中のけが）のリスクが増加することが報告されている。

　また，喫煙者ではうつ病やパニック障害などの精神障害のリスクが増加することも報告されている。

周囲の人の命も縮める受動喫煙の問題

　受動喫煙による健康影響も深刻であり，喫煙との関連が「確実」と判定された脳卒中，虚血性心疾患，肺がん，乳幼児突然死症候群（SIDS）で2014年現在，年間15,000人が死亡していると推計されている。15,000人のうち，約半分を占めるのが要介護の主要原因である脳卒中による死亡であり，介護予防の観点からも受動喫煙対策が重要である[6]。

　2009年にとりまとめられた厚生労働省「受動喫煙防止対策のあり方に関する検討会報告書」では，受動喫煙は喫煙者による「他者危害」であることが指摘されている。厚生労働省の研究で受動喫煙の他者危害について刑法面から学説や判例をもとに検討した結論は，「たばこの煙を他人に繰り返しふきかける行為」は暴行罪に該当する，受動喫煙によって心身への影響が生じたと診断される場合は傷害罪が成立し得るというものであった[8]。

　受動喫煙による健康被害を防止する観点から，屋内禁煙を原則とした受動喫煙対策が国際的に求められており，わが国でもその強化が望まれている。

Q5 ▶ 禁煙外来の受診に結びつけるための対策は？

A 医療や健診の場での医師や看護師などのスタッフから禁煙の声かけをすると効果があります。また，喫煙者本人に影響力のある職場の上司や友人，子どもや孫からのアプローチも効果的と考えられます。

禁煙治療の利用率はまだ低い

　わが国では2006年から禁煙治療が保険適用となり，**Q8**で述べるように，その有効性が3回の結果検証により確認されている。しかし，わが国では国際的にその利用率が低率にとどまっている[9]。

　この状況を改善するためには，まず医療や健診などの日常診療のなかで医師

だけでなく，看護師などのスタッフも含めて禁煙の短時間支援（ブリーフ・インターベンション）を行うことが効果的である[10]。そのための指導者トレーニングも必要である。日本禁煙推進医師歯科医師連盟は，上述の厚生労働省の禁煙支援マニュアル（第二版）に準拠したeラーニングを提供しており，忙しい医療関係者にはお勧めである[11][12]。

禁煙を受け入れない人への対策

　家族からの禁煙の勧めも必要であるが，喫煙者が素直に聞き入れない場合も多い。そのような場合は，エビデンスはないが，喫煙者本人に影響力のある職場の上司や友人などから声かけをしてもらうのがよい。家族でも子どもや孫からのアプローチのほうが効果が期待できると考えられる。

禁煙治療の利用を促す社会環境整備

　わが国ではまだ整備されていないが，電話による無料禁煙相談（クイットライン）の整備や遠隔診療の導入による禁煙治療へのアクセス向上も社会として必要である。そのほか，たばこ価格の引き上げや受動喫煙防止の法規制強化，メディアキャンペーンやたばこの警告表示を通じた喫煙者への禁煙の働きかけも社会として必要な対策である。

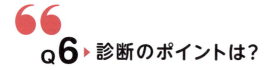

Q6 ▶ 診断のポイントは？

A 健康保険による禁煙治療においては，10項目の質問からなるテスト（TDS）を用いてニコチン依存症の診断をします。10項目のうち，5つ以上該当するとニコチン依存症と診断されます。

　わが国では2006年から外来診療においてニコチン依存症管理料が新設され，健康保険を用いた禁煙治療が開始された。
　ニコチン依存症を診断するために用いられているスクリーニングテストが

表1 ニコチン依存症のスクリーニングテスト（TDS）

1. 自分が吸うつもりよりも，ずっと多くたばこを吸ってしまうことがありましたか
2. 禁煙や本数を減らそうと試みて，できなかったことがありましたか
3. 禁煙したり本数を減らそうとしたときに，たばこがほしくてほしくてたまらなくなることがありましたか
4. 禁煙したり本数を減らしたときに，次のどれかがありましたか（イライラ，神経質，落ちつかない，集中しにくい，ゆううつ，頭痛，眠気，胃のむかつき，脈が遅い，手のふるえ，食欲または体重増加）
5. 4でうかがった症状を消すために，またたばこを吸い始めることがありましたか
6. 重い病気にかかったときに，たばこはよくないとわかっているのに吸うことがありましたか
7. たばこのために自分に健康問題が起きているとわかっていても，吸うことがありましたか
8. たばこのために自分に精神的問題（注）が起きているとわかっていても，吸うことがありましたか
9. 自分はたばこに依存していると感じることがありましたか
10. たばこが吸えないような仕事やつきあいを避けることが何度かありましたか

回答方法：「はい」（1点），「いいえ」（0点）で回答を求める。「該当しない」場合（質問4で，禁煙したり本数を減らそうとしたことがない等）には0点を与える
判定方法：合計点が5点以上の場合，ニコチン依存症と診断
（注）禁煙や本数を減らしたときに出現する離脱症状（いわゆる禁断症状）ではなく，喫煙することによって神経質になったり，不安や抑うつなどの症状が出現している状態

文献14）より

TDS（Tobacco Dependence Screener）である（**表1**）[13)14)]。TDSは，WHOの国際疾病分類第10版（ICD-10）とアメリカ精神医学会の精神疾患の分類と診断の手引き（DSM-III-R, IV）に準拠し作成されており，精神医学的な観点からニコチン依存症を診断することを目的としている。TDSは10項目の質問で構成されており，「はい」を1点，「いいえ」あるいは質問に該当しない場合を0点として合計点が5点以上をニコチン依存症と診断する。このテストは日本人を対象に信頼性と妥当性の検討がなされており，WHOの面接法による診断結果とよく一致することが報告されている。TDSによるニコチン依存症の診断は，禁煙治療の保険適用における必須の患者要件の1つと定められている。

表2 ファーガストロームのニコチン依存度テスト（FTCD）

		0点	1点	2点	3点
1	朝目が覚めてから何分位で最初のたばこを吸いますか	61分以後	31～60分	6～30分	5分以内
2	禁煙の場所でたばこを我慢するのが難しいですか	いいえ	はい		
3	あなたは一日の中でどの時間帯のたばこをやめるのに最も未練が残りますか	右記以外	朝起きたときの目覚めの1本		
4	1日何本吸いますか	10本以下	11～20本	21～30本	31本以上
5	目覚めて2～3時間と，その後の時間帯とどちらが頻繁にたばこを吸いますか	その後の時間帯	目覚めて2～3時間		
6	病気でほとんど寝ているときでも，たばこを吸いますか	いいえ	はい		

合計点数　0～2点：たいへん低い，3～4点：低い，5点：ふつう，
　　　　　6～7点：高い，8～10点：たいへん高い
※わが国では0～3点：低い，4～6点：ふつう，7～10点：高いと3段階で利用されていることも多い

文献15）より作成

国際的にはFTCDも広く活用

　体内へのニコチンの摂取という生理学的な観点からニコチン依存の程度を質問票で評価するためのスクリーニングテストとしてFTCD（Fagerström Test for Cigarette Dependence：旧名はFTND）[15]があり，国際的に広く用いられている（**表2**）。FTCDは6項目の質問で構成され，0～10点の範囲でニコチン依存度のスコアが算出される。FTCDスコアは，呼気一酸化炭素濃度や唾液中のコチニン濃度と正の相関がある。

　また，FTCDスコアは禁煙後の離脱症状の程度や禁煙成功率と相関し，スコアが高得点であるほど離脱症状が強く出現したり，禁煙成功率が低くなる傾向がある。FTCDの6項目のうち，とくに1日の喫煙本数と朝目覚めてから最初の1本を吸うまでの時間の2項目によってニコチン依存度を判定する方法（HSI：Heaviness of Smoking Index）もある。

　そのほか，喫煙量を客観的に把握するための方法として，呼気一酸化炭素（CO）濃度や尿中ニコチン代謝物濃度の測定法がある。前者は，健康保険による禁煙治療において医療機器としての承認を得た測定器を用いて毎回測定することが医療機関に求められている。

Q7 禁煙外来ではどのような治療を行っているのですか？

A 一般に禁煙外来で行われている健康保険に基づく禁煙治療は，治療期間が12週間で，その間5回受診します。治療の内容は医師による禁煙カウンセリングと禁煙補助薬の処方です。

ニコチン依存症管理料に基づく禁煙治療では，治療のプロトコールが定められており，12週間に患者が合計5回受診して治療が実施される[14]。5回の受診間隔は，初診，初診から2週間後，4週間後，8週間後，12週間後である。治療内容は医師によるカウンセリングと禁煙補助薬による薬物療法の組合せである。カウンセリングについては，医師が看護師等の協力を得て行うことも可能である。

● 禁煙治療のプロトコール

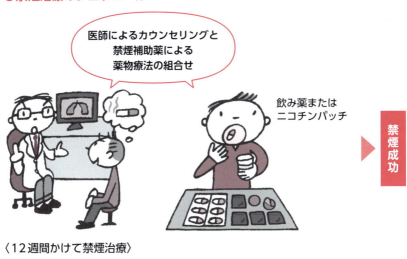

〈12週間かけて禁煙治療〉

初診 — 再診1（2週間後）— 再診2（4週間後）— 再診3（8週間後）— 最後再診（12週間後）— GOAL

part 4　ニコチン依存

初診では，問診による喫煙状況や病歴の把握，呼気CO濃度測定による喫煙量の客観的確認に続いて，禁煙開始日の設定と問題解決カウンセリング（禁煙にあたっての心配や不安を聞き出して，その解決策を一緒に考える），禁煙補助薬の処方と使い方の説明を行う。

　再診では，禁煙状況や離脱症状に関する問診，呼気CO濃度による喫煙量の客観的確認，禁煙継続にあたっての問題解決カウンセリングを行う。また，前回受診時からの禁煙補助薬の使い方，薬の効果を確認し，副作用が出現している場合は，その対応策を検討したうえで継続使用について話し合う。最終回では，問診や呼気CO濃度測定に続いて，今後の禁煙継続の自信を確認しアドバイスする。さらに，この12週間を振り返り，苦労したことや禁煙の喜びについて患者の思いを聞き出すようにする。

問題解決カウンセリングとソーシャルサポートが成功のカギ

　これまでの研究結果から，禁煙成功につながるカウンセリング内容として，問題解決カウンセリングと治療者や周囲の人からの情緒的サポート（ソーシャルサポート）があげられる[16]。問題解決カウンセリングは禁煙に伴う患者の不安を軽減し禁煙に対する自信を高めることにより，禁煙の成功率が高まる。また，情緒的サポートとは，禁煙に取り組む喫煙者を気にかけていることを態度や言葉で表現しながら，禁煙できるように励ましたり，禁煙できたことをほめたりすることである。

　本管理料の保険点数は，初回230点，2回～4回目（再診）184点，5回目180点である。禁煙を目的に禁煙治療を診療所で受けた場合の自己負担額は，3割負担の場合，ニコチンパッチ（8週間使用）では約1万2,000円，バレニクリン（12週間使用）では約1万8,000円となる。喫煙本数にもよるが，1日20本の喫煙者であれば，1～2カ月分程度のたばこ代で約3カ月間の治療を受けることができる。

　健康保険による禁煙治療の詳細については「禁煙治療のための標準手順書」[14]を参照されたい。

Q8 禁煙外来はどの程度の効果がありますか？

A 禁煙外来に受診して5回の受診を完了した人では，12週間の治療終了時点の禁煙率は約80％，治療終了後9カ月間の禁煙継続率は50％です。この成績は国際的にも良好な成績といえます。

禁煙治療は有効で，かつ経済効率性が高い

　健康保険による禁煙治療の効果については，これまで3回実施された中医協の結果検証において，治療終了時の禁煙率が55〜60％（5回受診完了者では72〜82％），治療終了後9カ月間禁煙継続率が27〜33％（5回受診完了者では46〜49％）と一貫した成績が得られている（**図3**）[17) 18) 19)]。

図3 健康保険による禁煙治療の効果検証結果

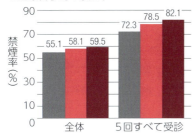

●治療終了時の禁煙率

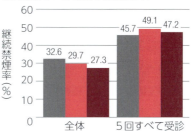

●治療終了9カ月後の継続禁煙率

■ 平成19年度調査（第1回調査）
■ 平成21年度調査（第2回調査）
■ 平成29年度調査（第3回調査）

（注1）治療終了時の禁煙率の定義は，「全体」では1日断面禁煙率，「5回すべて受診」では4週間断面禁煙率
（注2）治療終了時の全体の禁煙率は，治療中止時および治療終了時点の禁煙率を合計して算出

文献17) 18) 19) より

この成績をイギリスでの禁煙治療サービスの成績と比較すると，イギリスでの治療開始1年後の継続禁煙率17.7％を上回った。この結果の解釈にあたって，わが国の調査の有効回答率がイギリスに比べて低いことや両国の喫煙者の禁煙のしやすさの違い等を考慮する必要はあるが，国際比較のうえからも一定の成果を上げているといえる。

　結果検証のデータを用いて禁煙治療の費用効果分析（確率感度分析法による）が実施され，禁煙治療は医療費の節減効果が治療コストを上回り，他の予防対策と比較してきわめて経済性が優れていることが明らかにされている。

Q9　治療中に気をつけなければならないことは？

A 禁煙の治療中に注意することとして，禁煙に伴う精神神経症状の一時的出現や精神疾患の悪化，体重増加，薬剤の代謝の変化に伴う副作用の出現，服薬中の自動車運転があります。

　禁煙すると，ニコチンの離脱症状として抑うつ気分や不安，怒りなどの精神神経症状が一時的に出現する。精神疾患の既往がない場合，これらの多くの症状はおおむね2週間から1カ月以内に改善する。これらの症状が強い場合や長引く場合は，精神疾患の既往を再度確認するのがよい。精神疾患の既往がある場合は，その再発や悪化がみられることがある。あらかじめ，患者にその可能性を伝えておくとともに，精神科の主治医と連絡をとりながら，禁煙治療を行うことが勧められる。

禁煙後の体重増加への対処法

　禁煙後の体重は喫煙の再開とも関係するので，その対策が必要である。一般に禁煙後2kg前後増加するが，喫煙本数が多いほど増加しやすい[16]。体重増加の予防とコントロールのために，禁煙補助薬の使用と禁煙後比較的早期から運動をすすめるのがよい。

禁煙補助薬を使用するメリットとしては，ニコチン離脱症状の抑制によって，禁煙後の体重増加を遅らせる効果が期待できるほか，禁煙直後から運動に取り組む余裕が生まれる。運動については，中等度の強度の身体活動（速歩，自転車に乗る，風呂掃除，床磨きなど）が推奨される。食事については，禁煙直後からの過度な食事制限は喫煙欲求を高める可能性があるので，禁煙が安定するのを待つのがよい。

禁煙補助薬と自動車運転

市販後，禁煙補助薬のバレニクリンを服用した患者に頻度は少ないものの，意識消失などの意識障害がみられ自動車事故に至った例も報告されたため，2011年7月に添付文書の改訂がなされた。その結果，服薬中に自動車の運転等危険を伴う機械の操作については，改訂前の「操作する際には注意させること」から「従事させないよう注意すること」と変更された。

しかし，これまでのバレニクリンの国内外の18臨床試験のメタ解析[20]やスウェーデンにおける全人口のデータベースを用いた検討[21]では，バレニクリンと意識障害や交通事故との関連を示唆する結果は得られてない。とはいえ，可能性を完全に否定することができないため，処方の際の十分な説明と服薬中も自動車運転を控えることが難しい患者に対してはニコチンパッチの処方などの対応が必要である。

抗精神病薬などは減量が必要な場合も

喫煙により肝臓におけるCYP1A2の活性が誘導される。この酵素で代謝される薬剤（抗精神病薬，抗うつ薬，抗不安薬，テオフィリン，ワーファリン，インスリンなど）は，喫煙により血中濃度が低下するが，禁煙により血中濃度が上昇する可能性があり，減量が必要となる場合がある。

Q10 外来治療薬にはどんなものがありますか？

A 禁煙外来で保険薬として使える薬剤は，バレニクリンとニコチンパッチです。これらの薬は禁煙後の離脱症状を軽減し，禁煙できる可能性を高めます。バレニクリンには喫煙の満足感を抑える効果もあり，ニコチンパッチより有効性が高いです。

わが国で現在使える禁煙補助薬にはニコチン製剤としてのニコチンパッチとニコチンガム，内服薬のバレニクリンがある。このうち，ニコチンパッチとバレニクリンは保険薬として禁煙外来で処方ができる。ニコチンパッチの使用期間は8週間が標準であるが，必要であれば12週間の保険治療の期間中は処方できる。バレニクリンの標準使用期間は12週間である。

バレニクリンはニコチンを含まない飲み薬であり，離脱症状だけでなく，喫煙から得られる満足感も抑制することが特徴である。バレニクリンは脳内報酬回路の$α4β2$ニコチン受容体に選択的に作用し，上述の2つの禁煙効果を発揮する。

ニコチンパッチの最大の特徴は朝1回の貼り替えで安定した血中濃度が得られることである。一方，ニコチンガムの特徴はニコチンパッチに比べて血中濃度の上昇が速く，突然の喫煙欲求に対処可能な点である。

ニコチン製剤のなかでニコチンパッチが保険薬として処方できるため，ニコチンパッチの処方が基本となる。ニコチンパッチだけではニコチン離脱症状が十分抑えられないケースに対しては，突然の喫煙欲求に対処する方法としてニコチンガムの併用をすすめるのがよい。併用により禁煙率が高まる。ニコチン製剤の作用原理は喫煙の代わりにニコチンを薬剤の形で補給し，ニコチン離脱症状を軽減しながらニコチン依存からの離脱をはかるというものである。

ニコチンパッチに比べて有効性が高い「バレニクリン」

これらの薬剤の有効性については，プラセボに比較して6カ月後以上の禁煙率がニコチンパッチでは1.6倍，ニコチンガム1.5倍，バレニクリン2.2倍高まる[22)23)]。

バレニクリンはニコチンパッチに比べて有効性が高く，6カ月後の継続禁煙率が1.5倍高い[24]。

ニコチン製剤とバレニクリンはいずれも，禁煙後の体重増加の主要原因であるニコチン離脱症状としての中枢性食欲亢進を抑制する効果があり，使用期間中は体重増加を遅らせる効果が期待できる。

Q11 加熱式たばこなどの新型たばこは禁煙に効果がありますか？

A 新型たばことして加熱式たばこと電子たばこがありますが，安全性や禁煙効果については十分なエビデンスがないことから，新型たばこへの切り替えをゴールとするのではなく，その使用も中止することを考えましょう。

新型たばことして，大きく2種類の製品が国際的に流行している。1つがたばこの葉を加熱して吸引する加熱式たばこ（heat-not-burn tobacco），もう1つはニコチンを含んだ溶液を加熱吸引する電子たばこ（e-cigarette）である。

加熱式たばこは，たばこ事業法の下でのたばこ製品である。大手たばこ会社によって製品が開発され，わが国において先行発売されたため，急速に流行し始めている。一方，ニコチンを含んだ電子たばこは，英米等の諸外国で流行しているが，わが国においては，医薬品医療機器等法の承認を得ずに発売することが禁止されているため，主に個人輸入の形で入手したものが使用されている。ニコチンを含まない電子たばこについては，規制する法律がなく，わが国で広く販売されている。

これらの新型たばこの長期使用に伴う健康影響については，まだ使用が開始されてからの年月が短いため，明らかではない。しかし有害成分の分析結果から，加熱式たばこから発生する化学物質の種類は，紙巻たばこと比べほぼ変わらないものの，ニコチン以外の化学物質の量は少ないという研究報告がある[25)26)]。

一方，電子たばこについては，紙巻たばこと比較して，一部の有害成分が多

く含まれるとの報告[27]があるが，ニコチン以外の化学物質の量ははるかに少なく，周囲への有害物質の曝露も同様に小さいことが報告されている[28)29]。

電子たばこと異なり加熱式たばこの禁煙効果は明らかではない

　英国公衆衛生庁や英国王立内科学会は，電子たばこの使用は紙巻たばこと比べて約95％害が少なく，紙巻たばこの使用を中止する効果が報告されていることから，紙巻たばこをやめたい，またはその健康影響を減らしたい喫煙者に向けて，禁煙補助薬と並んで積極的な電子たばこの使用を勧めている[30)31]。一方，加熱式たばこについては，たばこ会社からの報告はあるものの，国際的なエビデンスが少なく，電子たばこと同様の効果があるのかどうか明らかではないのが現状である。

　わが国において加熱式たばこを中心に流行している背景には，紙巻たばこに比べて害が少なく，周囲への受動喫煙を低減できるという喫煙者の期待があると考えられる。しかし，加熱式たばこと紙巻たばこを併用した場合には健康影響の十分な低減が期待できない。そして，たばこに含まれる有害物質の曝露に安全域がないことを考慮すれば，新型たばこを単独で使用している場合であっても，それをゴールとするのではなく，必要であれば禁煙治療を利用して，その使用も中止するよう，情報提供や支援を行うことが重要である。

Q12 禁煙外来はどうやって探せばいいでしょうか？

A 禁煙外来を実施している医療機関は，全国で16,500施設を越え，治療が受けやすくなってきています。インターネットでの検索サイトのほか，地元の医師会や保健センターなどに問合せをすれば探すことができます。

　2006年の保険適用以降，禁煙外来を実施している医療機関数は増加し，2018年5月現在，全国で16,500施設を越え，治療が受けやすくなってきている。禁煙

外来を実施している医療機関の割合は全医療機関の15％にあたる。病院に限ると30％が実施している。

近隣の禁煙外来を探す方法として，インターネットの検索サイトが勧められる。全国をカバーした検索サイトとして，日本禁煙学会のサイト（http://www.nosmoke55.jp/nicotine/clinic.html）があり，全国の市区町村別に検索ができる。

インターネットでの検索のほか，地元の医師会や保健所，保健センターなどに問合せをすれば探すことができる。

Q13 ▶ 禁煙外来で健康保険が適用されるための条件は？

A 健康保険が適用されるための条件は，①ニコチン依存症と診断されること，②1日の喫煙本数×喫煙年数が200以上（ただし，35歳未満はこの条件の対象外），③ただちに禁煙することを希望し12週間の治療プログラムへの参加について文書で同意することです。

35歳未満は喫煙本数と年数の条件が撤廃

禁煙外来で健康保険が適用されるための患者要件は，
① ニコチン依存症に関するスクリーニングテスト（TDS）でニコチン依存症と診断された者
② 1日の喫煙本数×喫煙年数（ブリンクマン指数）が200以上の者
③ ただちに禁煙することを希望し，「禁煙治療のための標準手順書」[14]に沿った禁煙治療プログラムについて説明を受け，当該プログラムへの参加について文書により同意している者
である。

2016年4月の診療報酬改定において，若年者への禁煙治療の健康保険適用を拡大することを目的に，35歳未満については上記②の条件（1日喫煙本数×喫煙年数が200以上）が要件から除外された。

Q14 禁煙外来を開設するにはどうしたらいいですか？

A 禁煙外来を開設するためには，地方厚生（支）局またはその都道府県事務所への届出が必要です。そのための施設基準は，医療施設が敷地内禁煙であること，呼気一酸化炭素濃度測定器を備えていることなどです。

禁煙外来を開設するためには，ニコチン依存症管理料の算定が可能となるよう，地方厚生（支）局またはその都道府県事務所への届出が必要である。そのための施設基準は，①禁煙治療を行っている旨を医療機関内に掲示していること，②禁煙治療の経験を有する医師が1名以上勤務していること，③禁煙治療に係る専任の看護職員を1名以上配置していること，④呼気一酸化炭素濃度測定器を備えていること，⑤医療機関の構内が禁煙（敷地内禁煙）であることである。

専任の看護職員の意味は，看護職員のなかから禁煙外来を担当する職員を任命することであり，「専従」を意味するものではなく，任命された職員は他の業務を兼ねることができる[14]。

同管理料を算定するための要件は，①「禁煙治療のための標準手順書」にそった禁煙治療を行うこと，②本管理料を算定した患者について，禁煙の成功率を地方社会保険事務局長へ報告すること，③再治療に関しては，初回算定日より1年を超えた日からでなければ，再度算定はできないことである[14]。なお，呼気一酸化炭素濃度測定器については，保険診療で用いるので医療機器としての承認を得ている必要がある。

入院前に禁煙治療を開始すれば入院以降も継続可能

2008年度から外来でニコチン依存症管理料による禁煙治療を実施した患者が何らかの理由で入院となった場合，ニコチン依存症管理料の算定はできないが，入院中もバレニクリンやニコチンパッチの継続処方が可能となった。このことにより，入院中から治療を開始することはできないものの，予定入院の場合，

入院前に禁煙外来を1回でも受診しておけば，外来で開始した禁煙治療を入院中，さらに退院後も中断することなく12週間の治療を継続できるようになった。

Q15 治療後のフォローアップについて教えてください。

A 禁煙治療中は受診の機会を利用してフォローアップを行い，治療中の脱落を防ぐことが大切です。治療終了後に喫煙の再開の可能性が高いと判断される場合は，電話等によるフォローアップや追加治療の検討が必要です。

　いったん禁煙しても，とくに3カ月以内に喫煙を再開しやすい。禁煙治療期間中は受診の機会を利用してフォローアップを行う。喫煙の再開は，社会的圧力（たとえば，宴席でたばこを勧められる），気分の落ち込み，仕事上のストレスや対人関係のトラブルなど，ちょっとしたきっかけで起こる。禁煙にひとまず成功した喫煙者に対しては，禁煙できたことをほめるとともに，禁煙の効果を確認したり，禁煙継続にあたってどのような心配や問題が予想されるかを聞き出し，喫煙再開の対策についての話し合い（問題解決カウンセリング）を行い，禁煙が続くよう支援する。治療中の脱落を防ぐため，予定された日に受診しない場合，患者に電話連絡をする。

　治療終了後は3カ月程度の頻度で，治療開始1年後を目途に電話等よるフォローアップを行う。喫煙を再開した患者には再受診を勧める。なお，慢性疾患の治療等で定期的に受診する患者にはその機会を利用してフォローアップを行う。

再開リスクが高い場合は保険外の追加治療も検討

　喫煙欲求が禁煙後も持続したり，抑うつ症状が強くでる場合は喫煙を再開しやすいことが知られている[32]。また，バレニクリン治療を受けた患者において，治療期間中の禁煙期間が短いと治療終了後に喫煙を再開しやすい[33]。とくに禁煙期間が6週以下と短い場合は，10〜11週に比べて3.3倍喫煙を再開しやすい。

そのほか喫煙再開しやすい要因には，①年齢が若い，②治療終了時点のニコチン離脱症状が強い，③過去の禁煙試行経験あり，がある。

このような要因が該当する場合は，健康保険の適用外となるが，12週間の追加治療を勧めるのがよい。追加治療の有効性と安全性について臨床試験[34)35)]が実施されており，有効性については精神障害者では12週間の標準治療後に追加治療を行うことにより，12週間の標準治療だけの場合と比べて1年後の7日間断面禁煙率が6.2倍高まることが報告されている[35)]。一般の喫煙者では追加治療の効果は1.3倍にとどまるが[34)]，上述の喫煙を再開しやすい特性を有する喫煙者に限れば，その効果は高まると考えられる。

追加治療のほか，24週間の禁煙治療方法として減煙治療がある。前半12週間を段階的に喫煙本数を減らし，後半12週間禁煙を続けるというもので，これは本数を減らしながら禁煙したい人に合った治療法である。臨床試験で有効性と安全性が確認されており[36)37)]，有効性については，プラセボと比較して15〜24週間の継続禁煙率が日本人では14.7倍，10カ国全体で4.6倍高まることが報告されている。

禁煙後の過度の肥満も喫煙再開のきっかけとなるので，禁煙して1〜2カ月経過して体重増加がみられたら，その対策について話し合うのがよい。

文献

1) U.S.Department of Health and Human Services: The Health and Consequences of Smoking -Nicotine Addiction-: A report of the Surgeon General. U.S. Department of Health and Human Services, DHHS Publication No.(CDC) 88-8406, Washington DC, 1988.
2) Royal College of Physicians: Nicotine addiction in Britain. A report of the Tobacco Advisory Group of the Royal College of Physicians. London. Royal College of Physicians. 2000.
3) US Department of Health and Human Service: Clinical Practice Guideline-Treating Tobacco Use and Dependence. US Department of Health and Human Services, 2000.
4) 9学会合同研究班編：禁煙ガイドライン．Circulation Journal, 69(Suppl. IV): 1005-1124, 2005. [その後2010年に改訂](http://www.j-circ.or.jp/guideline/pdf/JCS2010murohara.h.pdf)]
5) Action on Smoking and Health. VARENICLINE - Guidance for health professionals on a new prescription-only stop smoking medication. London, ASH, 2006.
6) 厚生労働省：喫煙の健康影響に関する検討会編．喫煙と健康 喫煙の健康影響に関する検討会報告書，2016.
7) Benowitz NL: American J Med, 121(4A): S3-S10, 2008.
8) 岡本光樹, 他：Fact Sheet B 民法・刑法からみた受動喫煙による他者危害性．平成27年度厚生労働

科学研究費補助金報告書(研究代表者 中村正和). 2016.(地域医療振興協会ヘルスプロモーション研究センターのホームページで閲覧可能)

9) 中村正和：保健医療科学，64：475-483，2015.
10) 厚生労働省：禁煙支援マニュアル(第二版)増補改訂版，2018.
11) 日本禁煙推進医師歯科医師連盟：J-STOPホームページ．http://www.j-stop.jp (2017年6月閲覧)
12) 中村正和，他：日本健康教育学会誌，25(3)：180-194，2017.
13) Kawakami N, et al: Addictive Behaviors, 24: 155-166, 1999.
14) 日本循環器学会，日本肺癌学会，日本癌学会，日本呼吸器学会：禁煙治療のための標準手順書．第6版，2014.(日本循環器学会，日本肺癌学会，日本癌学会，日本呼吸器学会の各ホームページで閲覧可能)
15) Fagerström K: Nicotine Tob Res, 14(1): 75-78, 2012.
16) Fiore MC, et al: Treating tobacco use and dependence: 2008 update. Clinical Practice Guideline. Rockville: US Department of Health and Human Services. Public Health Service, 2008.
17) 厚生労働省中央社会保険医療協議会総会：診療報酬改定結果検証に係る特別調査(平成19年度調査)ニコチン依存症管理料算定保険医療機関における禁煙成功率の実態調査報告書．平成20年7月9日.
18) 厚生労働省中央社会保険医療協議会総会：診療報酬改定結果検証に係る特別調査(平成21年度調査)ニコチン依存症管理料算定保険医療機関における禁煙成功率の実態調査報告書．平成22年6月2日.
19) 厚生労働省中央社会保険医療協議会総会：平成28年度診療報酬改定の結果検証に係る特別調査(平成29年度調査)，ニコチン依存症管理料による禁煙治療の効果等に関する調査報告書．平成30年1月26日.
20) 諏訪清美，他：Progress in Medicine，35：1371-1379，2015.
21) Monárrez-Espino J, et al: Nicotine Tob Res, 20(5): 606-613, 2018.
22) Stead LF, et al: Nicotine replacement therapy for smoking cessation. Cochrane Database of Systematic Reviews 2012, Issue 11. CD000146.
23) Cahill K, et al: Nicotine receptor partial agonists for smoking cessation. Cochrane Database of Systematic Reviews 2016, Issue 5. CD006103.
24) Anthenelli RM, et al: Lancet, 387: 2507-2520, 2016.
25) Bekki K, et al: J UOEH, 39(3): 201-207, 2017.
26) McNeill A, et al: Evidence review of e-cigarettes and heated tobacco products 2018. A report commissioned by Public Health England. Public Health England, 2018.
27) 太田和司，他：分析化学，60：791-797，2011.
28) Goniewicz ML, et al: Tob Control, 23: 133-139, 2014.
29) Czogala J, et al: Nicotine Tob Res, 16: 655-662, 2014.
30) McNeill A, et al: E-cigarettes; an evidence update. A report commissioned by Public Health England, Public Health England, 2015.
31) Royal College of Physicians: Nicotine without smoke: Tobacco harm reduction. 2016.
32) McEwen A, et al: Manual of smoking cessation. A guide for counselors and practitioners. Blackwell Publishing, 2006.
33) Nakamura M, et al: Clin Ther, 36: 918-927, 2014.
34) Tonstad S, et al: JAMA, 296: 64-71, 2006.
35) Evins AE, et al: JAMA, 311: 145-154, 2014.
36) Ebbert JO, et al: JAMA, 313: 687-694, 2015.
37) Nakamura M, et al: Clin Ther, 39: 863-872, 2017.

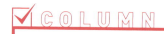

アルコール・薬物・ニコチン依存等の物質使用障害同志の複合

真栄里仁

　お酒，睡眠薬，覚せい剤，たばこは全く異なる物質であるが，これらは精神を変容させ依存性を有する化学物質，すなわち依存性薬物を，その成分として含んでいる。依存性薬物による依存症等は物質使用障害と呼ばれ，薬物と生体の相互作用によって薬物摂取の強迫的欲求が出現する。このことには脳の腹側被蓋野から側坐核に至る"報酬系"というメカニズムが共通して関係していることから，依存性薬物同志の関係は，排他的というより親和的な関係と考えられる。

　実際に日本の依存症回復施設利用者を対象とする調査でも，薬物依存症群の薬物別経験率は，覚せい剤79％，吸入剤（シンナー）69％，大麻81％，エクスタシー45％，コカイン38％と合計で100％をはるかに超え，薬物間の重複や移行があることを示している。またアルコール依存症群でも，覚せい剤6％，吸入剤13％，大麻8％と薬物経験率は一般人口に比べ非常に高率となっている。

　これらのことから明らかなように，1つの依存症は他の依存症の予測要因であり，一般臨床でも依存症者を診療する際には，処方薬依存も含めて他の依存の合併リスクに注意が必要である。また，身体面への影響では喫煙（ニコチン依存）の問題が大きく，アルコール依存症の49％，コカインの40％，麻薬の39％，覚せい剤の42％，マリファナの36％は喫煙に関連した疾患で死亡しており，積極的な禁煙指導を行うことが望ましい。

文献

1) 様々な依存症における医療・福祉の回復プログラムの策定に関する研究．平成22年度総括・分担研究報告書．p.19-99，2011．
2) Callaghan RC, et al: Drug Alcohol Rev, 23, 2016.

COLUMN

真栄里仁

アルコール・薬物・ニコチン依存と精神疾患の合併

　気分障害や精神病性障害などさまざまな精神障害に，アルコール依存症や薬物依存症等の物質使用障害が合併することを重複障害という。単独例に対し精神病症状もしくは薬物使用の再燃，再犯，重症な心理的苦痛，心理社会的機能の低さ，治療継続性の悪さ，治療遵守の悪さ，入院率の高さ，暴力，自殺，法的な困難，内科的問題，家族のストレス，頻回の救急受診や入院などさまざまな問題のリスクが高くなる。

　米国で行われた調査では，精神障害群の28.9％には，物質使用障害が重複し（Odds比：2.7），またアルコール使用障害の36.6％（Odds比：2.3），薬物使用障害の53.1％（Odds比：4.5）に精神障害が存在することが報告されており，物質使用障害は精神障害の，精神障害は物質使用障害のリスクであることが示されている。

　また健康面，経済面に関しては喫煙（ニコチン依存症）の問題も大きい。統合失調症では喫煙率は一般人口の3倍であり，呼吸器疾患や心疾患の罹患率が高く，統合失調症喫煙者の月収の1/3はたばこ代に費やされている。

　一方で物質依存には精神疾患や副作用への自己治療としての側面があることや，医療関係者の重複疾患に対する認識が十分でないこと，重複障害への対処法が確立されていない等の要因もあって適切な対策がなされていないのが現状であり，今後の課題となっている。

文献

1) Regier DA, et al: JAMA, 264(19): 2511-2518, 1990.
2) 中野和歌子，他：日本禁煙雑誌，4：104-108，2009.
3) 真栄里仁，他：精神科治療学，28：40-41，2013.

part 5 ギャンブル依存

Q1 ギャンブル依存とはどんな病態ですか？

A ギャンブルをやめたくてもやめられない状態です。ギャンブルをしたい欲求とギャンブルを止めたい欲求が，綱引きのようにせめぎ合っているからです。このためギャンブルを続けようが止めようが常に後悔を伴います。

診断基準

わが国では問題を伴うギャンブルに対する呼称として，「アルコール依存症」から借用した「ギャンブル依存」という呼称が使用されている。しかし「依存性物質」によってもたらされた薬物探索行動と同様の生物学的機序が，ギャンブルへののめり込み行動においても確証されているわけではない。したがって「依存」という呼称は適切とはいいがたい。

アメリカ精神医学会によって，「ギャンブル障害」という呼称と9項目よりなる診断基準（DSM-5）が提唱されている。そして現時点では世界標準として汎用されている（**表1**）[1]。したがって本章で用いるギャンブル依存は，DSM-5によって診断されたギャンブル障害を意味する。

9項目のうち，初期から出現し，末期に至るまで持続する項目は項目(4)と項目(6)である。つまりこの2つがギャンブル依存の基本症状である[2]。

強迫的ギャンブル欲求

項目(4)（「寸暇を惜しんでギャンブルのことを考える」など）はレジャーギャンブラー（小遣いの範囲で問題なくギャンブルを楽しんでいるギャンブラー）にも多かれ少なかれみられる。こののめり込みとも呼ぶべき熱情は，何かに熱中しているときの心理として了解可能な現象である。たとえば，釣りやスポーツ

表1 DSM-5によるギャンブル障害の診断基準

A. 以下のうち12か月以内に4つ（またはそれ以上）により示される持続的反復的な不適応的賭博行為
(1) 興奮を得たいがために，掛金を増やしたい欲求（耐性）
(2) 賭博回数を減らしたり，止めたりすると落ち着かなくなる（離脱）
(3) 賭博を減らす，やめるなどの努力を繰り返したが，成功しなかったことがある（コントロール障害）
(4) 賭博にとらわれている（強迫的欲求）
(5) 問題からの逃避手段として，または不快な気分の解消手段として賭博をする（不快感情回避）
(6) 賭博による損失金を別の日に賭博をして取り戻そうとする（負け追い）
(7) 賭博へののめり込み（借金の事実など）を隠すため，嘘をつく（嘘／罪悪感）
(8) 賭博のため，重要な人間関係や社会参加の機会を危険に陥らせたり，失ったりした（社会機能障害）
(9) 賭博による破産の危機を逃れるために，尚も借金をしようとする（経済的破綻）

B. これらの賭博行為は，躁病エピソード（だけ）ではうまく説明されない。

【重症度評価】軽度：4〜5　中等度：6〜7　重度：8〜9

文献1）より作成（一部追加略：著者訳）

など他の多くの道楽や趣味活動にもみられる。つまり強度の問題であり，正常とは異質の特異的な所見ではない。

負け追い行動

項目(6)（「ギャンブルの損失をギャンブルで取り戻す試み」）は損失回避への執着ともいえる。これは，支払った代価がギャンブルから与えられる経済的あるいは心理的報酬よりも多いと感じる損失感の出現を意味している。

つまり，損失回避欲求の背後にはギャンブルへの失望，すなわち「ギャンブル中止欲求」の形成がある。一方「ギャンブル継続欲求」は衰えることなく持続している。その結果，並存した2つの欲求の妥協戦略として「負け追い」戦略が成立する。

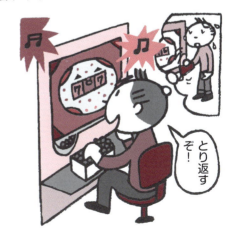

ギャンブルに対する両価性

　複数の価値体系が個人のなかに並存した状態を，精神病理学的には両価性と称する[3]。それゆえギャンブラーに継続欲求と中止欲求が並存した状態は両価性と称しうる。

　ギャンブルに伴う不本意な結果が生じているにもかかわらず，ギャンブルを継続しているという両価性にギャンブル依存の病態の中核がある[4]。

　両価性は欲求を基点として，両価的自己認知（「才能がある」と「才能がない」など）や両価的予測（「必ず当たる」と「最後はすべて失う」など）をもたらす。その結果，超短期的ギャンブル戦略に陥り，コントロールを失い，損失を繰り返す。また言動の一貫性が失われ，自己効力感が低下する。

表2　ギャンブル依存に対する8つのモデル表

	疾患（医学）モデル（物質依存症）	疾患（医学）モデル（強迫性障害）	損得認知モデル（損得に関する）	欲望認知モデル（自己欲望に関する）
			医療モデル	
原因仮説	脳内報酬系の変化 ・ドパミン機能の亢進 ・ノルアドレナリン機能の低下	脳内セロトニン調節障害 ・セロトニン活性の低下	非現実的な偏った認知 ・ギャンブルの利益と断ギャンブルの不利益の重視	金銭欲を本来の欲望と誤認 ・不充足感の遷延
対処法	・疾患教育と受容 ・薬物療法（抗精神病薬や抗てんかん薬の適応外使用） ・行動療法	・薬物療法（SSRI等） ・行動療法 ・森田療法	認知の偏りの修正 ・ギャンブルの不利益と断ギャンブルの利益の重視	適切な欲望充足 ・代替充足行為

Q2 ▶ ギャンブル依存はなぜ起こるのでしょうか？

A ギャンブルに限定した自己制御能力の低下の原因については未解明です。それゆえ医療的（医学・認知心理学・力動心理学等）および非医療的（社会学・道徳・宗教等）視点から，それぞれの説明モデルが提起されています。

8つの説明モデル（表2）[5)6)]

医療モデルのうち「疾患（医学）モデル」としては，「物質依存症モデル」（ドパミン系とノルアドレナリン系の不調和）と「強迫性障害モデル」（セロトニン系の不調和）がある。

心理学モデルとしては「損得認知モデル」（損得，とくに勝利確率に対する過大な期待）と「欲望認知モデル」（自己の欲望に関する認知の歪み）がある。一方，「力動モデル」（トラウマを含む不快な気分からの逃避もしくは過剰な自罰衝動など）はS.フロイトによる提唱以降100年の歴史をもつ。

非医療モデルとしては「環境モデル」（安易な借金システム，過剰な社会的ス

力動モデル	非医療モデル		
	環境モデル	倫理道徳モデル	宿命モデル
不快感情の軽減 ・羞恥心や過剰な罪悪感など ・マゾヒズム	経済的文化的要因 ・ギャンブル文化 ・借金システム ・高ストレス社会	モラル ・自己中心性 ・他者配慮の欠如	定められた天命
葛藤からの解放 ・カウンセリング ・精神分析法 ・内観カウンセリング	ギャンブル関連刺激の遮断 ・施設入所 ・法的規制の利用 ・規範教育	内省と償い ・道徳的修練 ・奉仕団体 ・自助グループ ・内観法	一切を完全肯定 ・信仰 ・自助グループ

トレスなど），「倫理道徳モデル」（自己中心的な人格など）および「宿命モデル」がある．

説明モデルの選択法

モデルごとに薬物療法，行動（分析）療法，森田療法，損得認知療法，欲望充足法（**Q8**で詳述），カウンセリング（個人／集団），精神分析的精神療法，施設入所を含めた環境遮断，自助グループへの参加，人格修養および信仰等の対処法がある．

各対処法には決定的な優位性はない．したがって，当事者の嗜好をふまえたうえで，介入者の能力や立場に則って可能な対処を行う．

もし効果がなければ，異なるモデルに順次変更する．このような多元主義的なモデルの利用によって治療を袋小路に陥らせることの防止と正確な効果判定が得られる．したがって，複数のモデルの同時併用という折衷主義的利用はできるだけ避ける[7]．

Q3 ギャンブル依存の患者にはどんな背景がありますか？

A ギャンブルが可能な環境であれば，だれでもギャンブル依存になりえます．ただし，家庭内や地域において強力なギャンブル文化に曝露された場合，成人後にギャンブルへの依存を強めやすい傾向があります．

平均的患者像[8) 9)]

治療の場を訪れる大部分のギャンブル依存者は中高年の男性である．そして，その半数以上は短大卒以上の学歴と仕事，そして家庭をもった，いわゆる「普通の」社会人である．

典型的な経過パターンとしては，ギャンブルの開始年齢は20歳ころである．そして10年前後のレジャーギャンブラーを経て，30代前半から多重債務などのギャンブル問題を生じる．

大学生を含めた10〜20代の若年男性も全体の1〜2割程度を占める。彼らは10代後半からの早期のギャンブル体験を経ることで，急速なギャンブル問題の進展を示す。

定年後の男性，あるいは女性の方もそれぞれ1割程度存在している。

不適切な養育環境の影響

両親や祖父母等によるギャンブルやアルコール問題を2〜3割程度の者が経験している。

ギャンブルやアルコール問題等の嗜癖問題が家庭内にある場合，周囲に対して過剰な羞恥心を有するようになる。これは危機に面したときの健康な開かれた対処行動（援助希求行動など）の形成を阻害する。そのため成人後に，ギャンブル等のような嗜癖行動，すなわち閉鎖的な対処行動を利用することになる。

過剰な羞恥心は自己有能感や自己効力感を低下させる。それが2〜3割に及ぶ高い自殺企図率と関連している[9]。

Q4 ギャンブル依存の何が問題なのでしょうか？

A 繰り返す債務による経済的な破たんが主たる問題です。加えて，金銭に関する嘘，それについての家族間のトラブルは必発です。また就労能力の低下や欠勤，時に横領などの社会的問題を生じます。

社会的問題

繰り返される嘘や家庭内窃盗のため，家庭内には不信感と緊張感が持続し，離婚・別居などの家庭崩壊の危機が差し迫っている。

また，集中力の低下により職務能力や学業能力の低下がみられる。

横領などの触法行為を伴う場合，司法処分や解雇を受けることになる。これらの社会的問題の露呈が以降のギャンブルの歯止めになることが期待される。しかしかえって自暴自棄となり，状況がより悪化することも多い。

心理的身体的問題

債務に関する不安や緊張感が持続することで，動悸やパニックなどの神経症症状を伴う。さらに，遁走や一過性健忘などの解離反応がみられることもある[10]。

仕事と睡眠とギャンブルのみの単調な生活パターンとなる。そのため虚無感，さらには絶望感が出没する。また他者との交流が激減し，孤立傾向となり，最終的に二次性うつ病に至る。

ダブルワークなどの過重労働や運動不足が高血圧等の生活習慣病の悪化をもたらす。

これらの結果，自殺のリスクが高まっている[11]。

Q5 ▶ 国内外ではどれくらいの患者がいるのでしょうか？

A 調査対象期間が過去1年に限定された場合では0.5〜1.9％，生涯では0.2〜2.4％程度の有病率が諸外国において報告されています。一方，わが国では1年有病率は0.8％ですが，生涯有病率が3.6％と，比較的高い数字が報告されています。

各国の有病率[12]

South Oaks Gambling Screen（SOGS）を用いた場合[13]，生涯有病率の高い国としては，わが国を筆頭に，オランダ（1.9％），アメリカ（1.9％）などがある。低い国としては，ドイツ（0.2％），スウェーデン（0.6％），イギリス（0.8％）などがある。

SOGSの限界

疫学調査において最も汎用されてきた尺度はSOGSである。この尺度は元来，生涯を調査対象期間としているが，過去1年を対象とした調査も可能である。

調査尺度の精度は基準尺度であるDSMを基に判定される。SOGSは4分の1

に偽陽性がみられるという報告がある。したがって，より精度の高い尺度であるCanadian Problem Gambling Index（CPGI）やProblem and Pathological Gambling Measure（PPGM），あるいはDSMに直接準拠した尺度が使われる傾向にある。

1年有病率の重要性

1年間を越えてギャンブル依存が持続する率は3割程度に過ぎない[14]。同様にギャンブル依存は約4割程度の高い自然寛解率をもつ[15]。このようにギャンブル依存は流動性の高い状態像である。

したがって，生涯を調査対象期間とするよりも，過去1年間を対象としたほうがより実態を反映している。なお，上記データはすべて一般住民調査に基づくものである。それゆえ，重症化因子の併存が多い臨床例では，自然寛解率は低下せざるをえない。

Q6 受診に結びつけるための対策は？

A ギャンブルに対して否定的な態度をしてはいけません。まずは断ギャンブルを押しつけることなく，「楽しいギャンブルに戻るにはどうすればいいのか」というかかわりから始めます。そしてギャンブルで満たしていた欲望を別の方法でも満たすよう援助します。

ギャンブラーとしてのプライドへの配慮

まず，ギャンブル能力（勝負勘や合理的思考能力）そのものを喪失したわけではないことを保証することが重要である。つまり，ギャンブラーとしての矜持に最大限の配慮を行う。この自己価値観こそが現状変革に向けた回復の原動力である。

ギャンブル目的の相対化

まず，「金を増やすため」（金銭欲）という理由づけをゆさぶることで抑圧され

ている他の欲望の意識化を促す。「本当にお金を増やしたいのですか？」「ギャンブルを楽しめていましたか？」あるいは「本当は何を欲しているのですか？」などと尋ねる。その結果，「勝利感を味わうこと」「現実逃避すること」などの金銭欲以外の欲望が自覚される。このようなギャンブルに対する複数の矛盾した欲望の自覚によって，ギャンブルから自分自身に視点が移る[16]。

自己矛盾（両価性）の自覚

ギャンブルに対する自己矛盾を自覚してもらうツールとして，「パチンコ・パチスロ遊技両価性尺度」が開発されている。これは後悔や感情・思考の並存に関する9項目の質問によって構成された主観的評価尺度である[17]。

質問項目は，「負けた後，そのお金で美味しいものを食べていればよかったと思う」「やりたい気持ちとやめたい気持ちがある」「目的は勝つためでもあるし，負けるためでもある」「金持ちになるかもしれないし，破産するかもしれない」などである。矛盾の自覚は不充足感の実感となる。

代替行動への誘い

不充足感を梃に，「本来の欲望を満たすことを目的に，ギャンブルに代わる行動を試みましょう」と気軽に誘うのがコツである。そして，複数の代替行動を継続することによって，多くの場合は結果として断ギャンブルに至る。

Q7 ▶ 診断のポイントは？

A 量的評価はDSM-5を利用します。一方，質的評価はレジャーギャンブラーおよび職業ギャンブラーとの鑑別が重要です。欲求の両価性とその結果としての負け追い行動を本人と相互確認することがポイントです。

量的評価：DSM-5

DSM-5では該当項目の単純な合計数をもって重症度を評価する。具体的には4

〜5個を軽度，6〜7個を中等度，8〜9個を重度と定めている（**表1**）。

各項目は物質依存症（項目(1)〜(3)），強迫性障害（項目(4)），力動（項目(5)），両価性（項目(6)），対人関係（項目(7)）および社会経済（項目(8)〜(9)）という異なる病態説明モデルに依拠した所見である。単一の病態説明モデルではない。

これはギャンブルに対するのめり込みの結果，問題点がどの程度多面的にあるいは重層的に現れているかの評価である。つまり，ギャンブルへののめり込みの度合いの量的判定である。

各項目は臨床的な重みという意味で全く同等ではない。しかし，DSMは診断の信頼性を優先しているので，本来あるはずの項目ごとの重みづけをいったんは棚上げした。それゆえ，たとえ基準以下（3項目以下）の該当項目数であっても，臨床的に重篤である可能性がある。逆に該当項目数が多くても，一過性である可能性もある。必ずしも治療反応性や自然寛解可能性等の臨床的な重篤性を反映しているわけではない。

質的評価：職業ギャンブラーとレジャーギャンブラーの鑑別

①職業（プロフェッショナル）ギャンブラー

大部分のギャンブラーは「金が増えることがギャンブルの魅力である」と述べる。ただ「増える魅力」には2つの意味がある。1つは字義どおりの「金が金を産み出す魅力」（金銭欲）である。

金銭欲が一貫してギャンブル動機の中心を占めている場合は，職業ギャンブラーと診断する。時にこの欲望に則しているにもかかわらず，大きな損失などの問題を繰り返す場合がある。これは職業適性の問題であり，必要があれば職業カウンセリングとして介入する。

②レジャー（レクレーショナル）ギャンブラー

「金が増える魅力」には「増える過程で得られるさまざまな興奮」も含まれる。興奮の内容としては達成感や優越感（名誉欲），非現実感や変容感（現実逃避欲）および緊迫感や危機感（被虐欲）などがある。

大部分のギャンブラーは金銭欲以外の欲望充足を主たる動機としたレジャーギャンブラーである。

そして多くの場合，時間の経過とともに新鮮味が減じ，興奮が減弱する。そ

の結果，ギャンブル欲求が相対的に減弱する。そのため別種のギャンブルへの切り替え，もしくはギャンブル以外のレジャーへの移行を開始する。

③ギャンブル依存者

ギャンブル欲求が減弱しない一部のギャンブラーが存在する。そのため「損失を回避するために同種のギャンブルを継続する」という矛盾した（両価的）行動を開始する。この「損失回避」への執着と「負け追い」行動がギャンブル依存の中核症状である。

以上のように，臨床的に有意な診断のためには，一定数以上の所見（量的評価）と両価性（質的評価）との両者の確認が重要である。

Q8 ▶ 治療はどのように進めますか？

A 現在ギャンブル欲求抑制剤等の適応薬物はありません。また，集団療法が利用可能な施設はごくわずかです。したがって，外来治療ではギャンブルに代わる活動を探すこととその実践を応援することが主たる対処になります。一方，入院治療では内省を深めることと作業療法の2点が主になります。

外来治療（欲望充足法）

治療目的を，「ギャンブルで得ていた欲望の充足を他の方法で得ること」とする。名誉欲であれば自己表現の場を探すことから始める。自己満足を得ることが目的であり，巧拙や他者の評価は二の次である。一方，現実逃避欲であれば陶酔やリラックス法あるいは別世界に浸ることの工夫を試みる。ただし目的は一時的逃避であり，「健康」や「実益」ではないことに留意する。

具体的には「スポーツ参加や作品投稿」（名誉欲），「オフラインゲーム」（名誉欲・現実逃避欲），「B級グルメ食べ歩きと報告」（食欲・名誉欲），「ブログ等を利用した自慢」（名誉欲），「リスク行動（ロッククライミングなど）」（被虐欲・現実逃避欲），「独りカラオケ」「ネットカフェ」「お香」（現実逃避欲）などがある。こ

の方法は抵抗を生じにくいので，有用性が高い。

　ギャンブル依存者は生活リズム，とくに食習慣と性生活が不規則もしくは抑制されていることが多い。したがって，これら生理的欲求を適度に賦活することも大切である。食欲の充足法としては，過去の記憶と連動する味覚を探索するなどのテーマをもった食べ歩きなどがある。性欲の充足はパートナーとの充実した交流が基本である。

入院治療

①内省法(1)：損得の検討

　「ギャンブルは最適なストレス解消手段である」「負け続けることはすべて勝利の経験になる」など，ギャンブルの利益不利益に関する認知の歪みを有していることが多い[18]。これに対しては，事実に即して損得を検討する認知行動療法が心理士らによって行われる[19]。

②内省法(2)：自己中心性の検討

　「債務整理さえすれば責任は果たしたことになる」「仕事のストレスが原因だ（自分は犠牲者だ）」などの自己の問題の否認，および「家族が無理解である」などの他責的認知もギャンブル依存者の認知によくみられる。他者の視点から，自己中心性を洞察するノート内観療法が有効である。これは両親・配偶者などの身近な方々に対して，内観3項目（「してもらったこと」「してかえしたこと」「迷惑をかけたこと」）を毎日15～30分間，決まった時間に調べ記録するという内省法である[20]。

③作業療法

　ギャンブルに替わる新たな活動を探すために，作業療法に導入する。作業療法士の指導のもとでのスポーツ活動などの娯楽や瞑想，あるいは手工芸などの諸活動に取り組む。

Q9 治療中に気をつけなければならないことは？

A 重症化因子の有無とその程度を評価することが重要です。ギャンブルの問題にのみとらわれると，重症化因子への対処がおろそかになります。反対に重症化因子がない場合は自然寛解可能性が高いので，過剰治療にならないようにします。

嗜癖関連家族歴と自殺企図

　最も深刻な重症化因子はギャンブル問題を含めた嗜癖関連の家族歴である。なぜなら嗜癖者との親密な関係によって劣等感と万能感との並存，すなわち両価的な自己像が強く形成されているからである。

　この両価的自己像は自殺リスクを高める。したがって，過去にさかのぼっての自殺念慮を含めた自殺関連事象を聴取する。対策として家族葛藤に関する評価とそれに対する共感的理解に努める。

　他の重症化因子としては精神科併存症がある。わが国ではうつ病，欧米では物質依存症が多い。

　また，借金返済の重圧も重篤な寛解阻害因子である。

自然寛解例に隠れた重症化例

　ギャンブル依存はレジャーギャンブラーや職業ギャンブラー，あるいは他のレジャー集団との間で相互移行を繰り返す流動性の高い状態像である。そのため重症化因子を見落としやすいので，注意する。

Q10 治療の完了はどうやって判断するのでしょうか？

A 代替活動が十分身につくことが最終目標です。過去の失敗を反省あるいは我慢して止めている状態ではまだ不十分です。「ばからしいのでやめた」という実感が生じればまず大丈夫です。

治療終結に向けた工夫

　治療維持期の主要なテーマは，「ギャンブル以外の楽しいことの発見と実行」である。そして1つみつけるたびに，最大限の支持を行う。

　仮に新たな発見がなくても，「食後の寛ぎ」や入浴，あるいは単純作業（皿洗いや草取り）などのささいな日常行動に潜む達成感や現実逃避的効果の意識化を促す。

　もしギャンブルをした場合，不利益な点よりも充足した点をより強調する。そのうえで，より満足度の高い，すなわち支払った対価に見合った他の充足行為もすすめる。

　ギャンブル自体の多寡を正面からテーマとしないことが重要である。それは両価的欲求を強化するからである。もし減らせたり止めたりできるようになっていれば，その幸運をともに喜び合えばよい。

両価的欲求の消退と治療終結

　複数の充足行為が継続できていれば，ギャンブルに関する両価性（「やりたい」と「やめたい」）が薄れる。「ばからしいことをした」と実感を伴って想起するようになる。このときが治療終結の目安である。

　ただし，併存症がある場合はそれに対する治療は継続する。

Q11 専門医への紹介のタイミングと方法は？

A 最悪の予後は自殺企図です。何としても回避しなくてはいけません。その恐れがあるときは早急に紹介してください。また，精神科併存症，あるいは家族葛藤が強い例，家族の疲弊感が強い場合も同様です。

自殺念慮

ギャンブル依存であると自殺危険率がおよそ3倍となる。ただ単純な一対一関係ではなく，過重債務とうつ症状によって増幅されている。

精神科併存症

ギャンブル依存のうち2～3割に精神科併存症がみられる。諸外国では反社会性人格障害と物質（アルコール・薬物）依存症が多い。一方，わが国ではうつ病圏の併存が多い。

多くの場合，ギャンブル問題に先行してうつ症状が出現している。ギャンブルがうつ症状に対して何らかの自己治療効果を有していると推測される。

それゆえ，早急なギャンブルの中断は先行しているうつ病のプロセスを悪化させる可能性がある。ただし，SSRIなどの速効性の抗うつ薬の投与は慎重にすべきである。ギャンブル衝動を強める場合がある。

いずれにしても精神科併存症がある場合はその治療が優先されるので，専門医療機関に委ねる。

精神科家族歴

アルコールやギャンブル問題などの嗜癖関連の家族歴を有するギャンブル依存者は自殺傾向が高い。したがって，このような家族歴を有する場合も早めの紹介が望ましい。

家族の混乱や疲弊が強い場合は本人の受診よりも，家族のみのカウンセリングを目的に紹介する。

Q12 専門施設ではどのような治療を行うのですか？

A 多くの施設では認知行動療法による体系立った認知の修正と集団精神療法を行っています。また，集団力動や内観療法を利用した内省を行っている施設もあります。

各専門施設ではそれぞれ独自の取り組みを行っているが，技法としてはほとんどの施設が集団療法を導入している。内容としては多くの場合，疾患説明等の患者教育とお互いの再発や回復体験の共有である。

一例として，筆者が精神科病院で実践していた入院プログラムを示す（**表3**）。

表3 ギャンブル依存入院プログラムの一例

	午前	午後	夜間
月	作業療法	自由時間	ノート内観
火	認知療法	院内集団療法	ノート内観
水	教育講義	集団内観療法	ノート内観
木	ウオーキング	自由時間	ノート内観
金	運動療法	院内ミーティング	ノート内観
土	教育ビデオ	自由時間	ノート内観
日	自由時間	GA（Gamblers Anonymous）参加	ノート内観

Q13 ▶ 医療以外にはどんなサポートが必要でしょうか？

A 法的問題，とくに債務の対応が重要です．そのために司法書士等の法律家に相談することを勧めます．多重債務についての基本方針は少額・長期返済（少なく長く）です．

治療的な返済戦略[21]

債務に対する対処はギャンブル依存の回復にとって肝である．可能ならば法的サポートを依頼する前に，治療的な返済戦略を共有しておく．

一般的には「できるだけ早く返済する」「返済の苦労が再発の歯止めになる」と考えられている．加えて，依存症者本人や家族は急いで返済しようとする傾向がある．実際は苦労して返済することと回復は直接関連しないばかりか，返済終了後に再度債務を繰り返す例が多い．

返済の戦略は，「無理せず余裕をもって細く長く返済すること」に尽きる．その戦略に基づく債権者との交渉のためには法律家のサポートは欠かせない．

Q14 ▶ 治療後のフォローアップについて教えてください．

A 自然寛解率の高い障害ですから，精神科併存症がない場合，治療の完了以降のフォローアップは不要です．ただ，発達障害や精神発達遅滞の併存例の場合は社会適応訓練を十分に行う必要があります．

社会復帰支援組織

社会復帰支援を行う回復団体や回復施設が開設されている．それぞれの独自の回復戦略やシステムをもっている．12ステップグループであるGamblers Anonymous（ギャンブラーズ・アノニマス＝GA）をモデルにした回復グループも活動している．

回復施設あるいはグループはあくまで本人の好みで利用するかどうかを決めればよい。回復手段の1つであり，決して強制するものではない。利用を強制する家族と本人との間で軋轢を生じている場合，意見を求められることもあるが，あくまで本人の自発性が大事である。

　ただし，発達障害のためにもともと社会適応に困難をもっていたギャンブル依存者の場合は十分な期間の適応訓練を必要とする。その場合には社会復帰支援は必須である[22]。

文献

1) American Psychiatric Association: Substance-Related and Addictive Disorders. Gambling Disorder. In DIAGNOSTIC AND STATISTICAL MANUAL OF MENTAL DISORDERS FIFTH EDITION (DSM-5). p585-589, American Psychiatric Publishing, 2013.
2) Sleczka P, et al: J Behav Addict, 4(4): 226-235, 2015.
3) オイゲン・ブロイラー（人見一彦監訳）：精神分裂病の概念──精神医学論文集．p.135-157, 学樹書院，1998.
4) Kennett J, et al: Front Psychiatry, 4: 117, 2013.
5) ピーター・タイラー，デレック・スタインバーグ（堀弘明訳）：モデルで考える精神疾患．星和書店．2012.
6) 河本泰信：臨床精神医学, 45 (12)：1497-1506, 2016.
7) 村井俊哉：精神医学の実在と虚構．日本評論社．2014.
8) 田辺等：ギャンブル依存症．生活人新書052, 2002.
9) Komoto Y: Int J Ment Health Addict, 12(5): 600-606, 2014.
10) Ibáñez A, et al: Am J Psychiatry, 158(10): 1733-1735, 2001.
11) 田辺等：精神科治療学，25（2）：223, 2010.
12) Gowing LR, et al: Addiction, 110(6): 904-919, 2015.
13) Lesieur HR, Blume SB. The South Oaks Gambling Screen (SOGS): A new instrument for the identification of pathological gamblers. American Journal of Psychiatry.;144:1184-1188. 1987.
14) Swedish National Institute of Public Health: Health at stake; A longitudinal study on gambling and health in Sweden 2008-2015. Östersund: Swedish National Institute of Public Health, 2012.
15) Slutske WS, et al: Slutske WS: Am J Psychiatry, 163(2): 297-302, 2006.
16) 河本泰信，他：精神医学，56（7）：625-635, 2014.
17) Komoto Y, et al: Asian J Gambl Issues Public Health, 7(1): 3, 2017.
18) Yokomitsu K, et al: Asian J Gambl Issues Public Health, 5: 1, 2015.
19) ナムラタ・レイルー，他(原田隆之監訳)：ギャンブル依存のための認知行動療法ワークブック．金剛出版，2015.
20) 河本泰信：病的ギャンブリングに対する内観療法の使い方．物質使用障害とアディクション臨床ハンドブック（「精神科治療学」編集委員会編），p.317-319, 星和書店，2013.
21) 稲村厚：ギャンブル依存と生きる．彩流社，2016.
22) 認定NPO法人ワンデーポート編：ギャンブル依存との向き合い方──一人ひとりに合わせた支援で平穏な暮らしを取り戻す．明石書店，2012.

part 6 ネット依存

Q1 ネット依存とはどんな病態ですか?

A インターネット（ネット）の使用コントロールが困難になって，多くの時間（もしくは金銭など）を費やし，それによって生活や学業，仕事，家事などに支障をきたす状態のことを指します。

ネット依存の診断基準の構成要素

ネット依存の診断基準に共通する構成要素として，①過剰使用（ネット・ゲームに費やしている時間，課金など），②離脱症状（ネット・ゲームができないときのイライラ感，空虚感，不快感，親などに妨害されたときの反応など），③耐性（よりよい設備，より多くの時間・金銭などを求める），④悪影響があるとされている[1]。ネットにはさまざまな種類のコンテンツがありそれぞれに依存する可能性がある。

DSM-5によるインターネットゲーム障害

DSM-5では今後の研究のための病態の項目に，「インターネットゲーム障害（Internet Gaming Disorder：IGD）」として診断基準が掲載されている。この診断基準ではゲームに関する使用障害が扱われ，他のオンラインコンテンツ（たとえば動画や掲示板，インターネット電話など）については研究報告が少ないとして含まれていない。しかし，臨床の実際にはゲーム以外のコンテンツに関する評価も重要である。IGDの診断基準の概要は，過去12カ月以内の①没頭，②離脱症状，③耐性，④制御困難，⑤以前の趣味・楽しみへの興味喪失，⑥問題にもかかわらず過剰使用，⑦使用に関するうそ，⑧逃避的使用，⑨使用による社会的危機，のうち5基準以上を満たすこととされる。ICD-10ではネット依存は

「F63.8 他の習慣および衝動の障害」に該当するが，診断基準は示されていない。

ネット依存の悪影響

　一般的なイメージとしては，軽症であればネットの占める時間が多くなって，家族との会話の減少や他の趣味活動などがおろそかになる（しかし学校や仕事，友人関係などには影響はない）。重症になるとネットの占める時間が1日の大半を占めるようになり，そのために引きこもり傾向，不登校，家族との深刻な対立，昼夜逆転などの生活習慣の乱れ，食生活の乱れ，極度の運動不足，ネット（ゲーム）課金などの悪影響が顕著になってしまう。

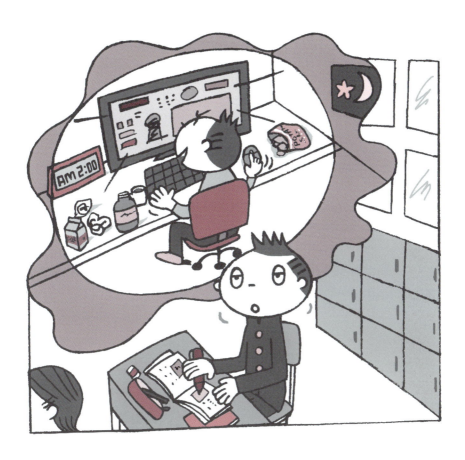

Q2 ネット依存はなぜ起こるのでしょうか？

A ネット依存の成因はよくわかっていませんが，他の行動嗜癖や物質依存と同様に脳内報酬系などの関与等が想定されています。一般的には楽しいと思ってネット・オンラインゲームなどを過度に行っているうちに，しだいにネット・オンラインゲームが止め難くなり，依存状態に陥ります。

　一般的なネット依存者の経過として，ネットやゲーム（とくにオンライン）を始めて，その楽しさから次第に利用時間が増加していく（耐性）。しだいに依存的になり，今度はネットやゲームを止めると，空虚感，イライラ感，不安など負の感情を感じるようになる（精神的な離脱症状）。そのため今度は必要（睡眠，学習，食事，入浴など）があってもなかなかネットやゲームが止めにくくなり，さまざまな悪影響を呈するようになる。とくに発達障害や精神疾患が合併していると，より依存への歯止めがかかりにくいようである。

インターネット依存と脳画像研究

　Color-word Stroop task下でfunctional MRIを行ったところ，インターネット依存群では，健常群と比較して，前部帯状回，左後帯状皮質における活動の亢進が認められた[2]。Go/No-go task下でfunctional MRIを行ったところ，インターネット依存群では，健常群と比較して，衝動性スコアがより高く，左眼窩前頭葉，両側尾状核に対する応答阻害を処理する場合により高い脳活性を示した[3]。

　インターネットゲーム障害者に対するfunctional MRIのメタ解析では，インターネット依存者は健常群と比較して，両側内側前頭回，左帯状回，紡錘状回が活性化し，オンライン状態では左内側前頭回，右帯状回が活性化していたと報告されている[3]。

　Tianらは，インターネットゲーム障害者の成人12名とマッチさせた健常成人14名にPETを用いて比較したところ，インターネットゲーム障害者では，前頭

前野，側頭，辺縁系においてグルコース代謝の有意な減少，線条体でのD2受容体の調節不全が認められたと報告している[4]。

Parkらは，脳画像研究において，インターネット使用障害（依存）は報酬，モチベーション，記憶，および認知制御の処理に関連する眼窩前頭皮質，背外側前頭前野皮質，前帯状皮質および後部帯状皮質における構造的または機能的障害に関連しており，物質使用障害と多くの類似点が見受けられたと論じている[5]。

ネット依存者においても他の依存症や行動嗜癖同様に，報酬系およびそれ以外の複数の脳領域における異常が想定されている[6]。

Q3 ネット依存患者にはどんな背景がありますか？

A すべての人（ネット活動が楽しいと思う人）にネット依存になる可能性があります。ネット依存になりやすいリスク因子としては，男子，青少年世代（とくに中高生など），注意欠如多動性障害の傾向，精神症状の悪さ，家族関係の悪さなどがあげられています。

他の依存性疾患同様に，インターネット活動を楽しいと思うすべての人に，ネット依存になる可能性があると考えられるが，いくつかのリスク因子が知られている。

ネット依存のリスク因子

前向き研究では，将来のネット依存罹患のリスク因子として，男子[7]，注意欠如多動性障害（ADHD）の傾向[7]，不安・うつ症状，敵意症状の存在[7][8]，などがあげられている。

一方で広汎性発達障害に関しては，診療所に受診したアスペルガースペクトラム障害者の10.8％に自記式のインターネット依存度テスト（Internet Addiction Test：IAT）によるインターネット依存が疑われたという報告[9]がある一方で，学校ベースの調査では，インターネット依存群のほうがAutism Spectrum

ネット依存のリスク因子

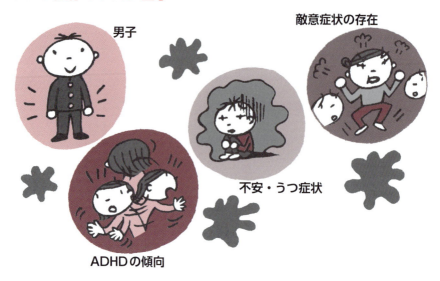

Quotient（AQ）による自閉症的性格傾向が少なかったと報告されている[10]。

ネット依存と合併精神疾患

　他の物質依存や行動嗜癖同様に，ネット依存も合併精神疾患を伴うことが多い。構造化面接法を用いた研究では，Tangらが中高生1,076名に質問紙調査を行い，136名のインターネット依存疑い者に構造化面接法を行ったところ，20名（14.7％）に合併精神疾患を同定し，その内訳は強迫性障害1名，身体化障害1名，社会恐怖障害3名，適応障害2名，気分変調症3名，双極性感情障害2名，うつ病2名，ADHD6名であったと報告している[11]。

　Bozkurtらは，児童精神科に受診した10〜18歳のIAT80点以上のインターネット依存患者60名への調査では，すべてに何らかの精神疾患を合併し，主なものではADHD50名，不安性障害43名，気分障害23名，排泄障害16名，チック障害10名，物質乱用4名（重複あり）であったと報告している[12]。

　ADHD，気分障害，神経症性障害（社交恐怖や強迫性障害など）の合併率が高いことが知られており，臨床的にもこれらの合併の可能性を留意する必要がある。

Q4 国内外ではどのくらいの患者がいるのでしょうか？

A 2012年の厚生労働省研究班による日本の中高生約10万人対象の自記式質問紙調査では，男子の6.2％，女子の9.8％，全体の7.9％にネット依存が疑われたと報告されており[13]，青年期〜若年成人を中心に多くの人が罹患していると考えられます。

わが国での疫学的調査

疫学的調査のほとんどがスクリーニングテストを用いたものであり，正確な実態はよくわかっていない。2012年の厚生労働省研究班による日本の中高生約10万人対象の調査（Youngの作成した診断質問票：Diagnostic Questionnaire）8問中5問以上にあてはまる）では，男子6.2％，女子9.8％，全体の7.9％に該当したとされている[13]。総務省情報通信政策研究所のインターネット依存度テスト（Internet Addiction Test：IAT 20項目）を用いた調査では，高校生の4.6％[14]，中学生の5.7％[15]にネット依存（IAT70点以上）が疑われた。

海外との比較

海外との比較では，アジア6か国（中国，香港，日本，韓国，マレーシア，フィリピン）の12〜18歳の青少年計5,366名の調査では，IAT70点以上のネット依存が疑われる人は，1.2〜4.9％（日本は3.1％）に該当したと報告されている[16]。ヨーロッパ7か国（ギリシア，スペイン，ポーランド，ドイツ，ルーマニア，オランダ，アイスランド）での14〜17歳の青少年13,284名の調査ではIAT70点以上は，0.8〜1.7％に該当したと報告されている[17]。メタ解析による全世界のネット依存の罹患率は（IAT70点以上またはDQ5点以上）6％（アジア諸国は7.1％）と報告されている[18]。

インターネットゲーム障害の疫学

DSM-5による罹患率の報告では，スロベニアの未成年者1,071名（平均年齢

13.44歳）に対して2015年に行われた調査では，過去12カ月以内にビデオゲームをしたことのある人は852名であり，IGDの診断基準を5段階のスケールで評価（1：なし，2：まれに，3：ときどき，4：しばしば，5：よく）で評価した自記式スクリーニングテストで「5：よく」が5項目以上でIGDが疑われる人は全体の2.5％（26名）に該当したと報告されている[19]。また，Miharaらのシステマティックレビューでは，世界的なIGDの罹患率は0.7～27.5％の間であるとされている[20]。

Q5 ▶ 患者の年齢分布は？

A おおむね中学生から大学生の世代でネット依存の罹患率が比較的高く，成人以降の世代では罹患率はそれよりも低くなるようです。なお男女差に関してははっきりしていません。

中学生～大学生の罹患率が高い

前述の**Q4**のように，ネット依存関連の報告の多くが中学生～大学生の世代のもので，その世代においてネット依存の罹患率が最も高いものと考えられる。

成人世代の報告は少ないが，2013年の日本の一般住民の調査では，IAT40点以上（ネット問題使用が疑われる）の人が約3％[21]，2007年のノルウェーの一般住民（16～74歳の男女）の調査でもDQ5点以上（ネット依存が疑われる）の人全体で1％であり，16～29歳では男性4.1％，女性1.7％に該当し，それより上の世代はでは徐々に該当率が低下していく傾向にあったと報告されている[22]。

幼少からネットに触れている世代では成人罹患率上昇の可能性も

成人以降の世代で罹患率が減少する理由はよくわかっていないが，成人世代以降では，青年期世代より一般に自己制御がしやすくなることや，現在の成人世代では幼少のころからインターネットに触れている人はごく少ないことなどが理由として考えられる。将来，幼少からインターネットに触れている世代が

成人になったときには，成人世代の罹患率が上昇するかもしれない。

性差についてははっきりしていない。

Q6 受診に結びつけるための対策は？

A ネット依存が重症である人のなかには，否認が強く受診を拒否することもよくあります。しかし，ネットに依存して生活が乱れたままでよいと考えている人は実はごく少数で，この依存的な生活からいつか脱却したいと望んでいる人が多数です。周囲の人は粘り強く受診を勧めていくとよいでしょう。

とくに重症のネット依存者では，否認が強く受診に対して拒否的である場合も少なくない。また社交恐怖や他者とのコミュニケーションに自信のなさ，不登校者の場合には学校の友人と会うことへの不安等の理由から，家の外に出たがらないことも多い。一方で重症のネット依存者であっても，自らのネット使用が過剰であることをある程度自覚し，また不登校や引きこもり状態が続くことに対して不安をかかえ，できればその状態から脱却したいと考えていることがほとんどである。

周囲の粘り強い勧奨が重要

しかし，家族などの周囲の人が強引に受診を勧めても，反発されて徒労に終わることも多いし，騙すように受診させても，1回目はよくてもその後の受診につながりにくいことも多い（ただし周囲の人からそうみえなくても，本人が実は脱却したい気持ちや，受診してみようという気持ちがあるときには，成功することもある）。

一方，周囲の人からはみえにくいが，ネット依存者もゲームでうまくいかなかったり，インターネットに少し飽きてきていたり，現状への危機感が高まったりしていることがあり，インターネット以外の活動につながりやすくなっている時期

もある。周囲の人は，受診も含めてインターネットやゲーム以外のさまざまな活動を粘り強く勧め（あまりしつこくならない程度に），誘い続ける必要がある。

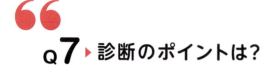

Q7 ▶ 診断のポイントは？

A 他の依存症性疾患と同様に，ネット依存患者は否認によりネット依存問題を軽くとらえ，もしくは問題を隠していることも多いので，家族などからも広く情報を収集します。

周囲の人からも広く情報収集する

　2013年に発表されたDSM-5では，今後の研究のための病態の項目でインターネットゲーム障害の診断基準が収載されている。本人・家族などから正確に生活の様子を把握できればその診断はそれほど困難ではないと考えられる。ネット依存者のなかには，オンラインゲーム以外のSNSや動画など他のコンテンツの使用障害をきたしていることがあるので，インターネットに関するすべてのコンテンツについて情報収集する必要がある。

　Q1に前述したとおり，ネット依存の共通する構成要素である，①過剰使用，②離脱症状，③耐性，④悪影響などを中心に聞き取る。ネット依存者では，注意欠如多動性障害，不安障害，気分障害などの合併率が高い[23]と報告されているのでこれらに留意して聞き取る必要がある。

青少年～若年成人世代ではネット・ゲーム等の使用状況の把握を

　患者主訴がネットやゲームの過剰使用ではない（うつや不安，生活リズムの乱れなど）ものの，ネット・ゲームの依存や過剰使用の問題を抱えている場合もあると思われる。特に若年成人までの世代では，問診（できれば初診時）でネット・ゲームの使用状況を把握することが望ましい。

Q8 ▶ 治療はどのように進めますか？

A 心理・精神療法が治療の主体となります。ネット依存には発達障害や精神疾患を合併している場合も多いので，その治療も重要となります。また，デイケアへの参加や入院治療なども考慮してもよいと思われます。

ネット依存の治療は他の依存性疾患の治療同様に心理・精神療法が中心となる。認知行動療法の有効性の報告が比較的多いが[24)25)]，他の心理療法の有効性[26)27)]も報告されている。集団心理療法のほうが，他の参加者の意見を比較・参考にでき，自己洞察も進みやすいと思われるが，社交恐怖が強い，または患者が集団に入ることへの拒否が強いときには，個人心理療法もよいと思われる。

ネット依存に合併する精神疾患や発達障害に対する薬物療法の有効性の報告はいくつかあるが[28)29)]，ネット依存単独に薬物療法は有効であったという報告は少ない。また家族療法[30)]や治療キャンプの有効性[30)]に関する報告もある。ネット依存者では，注意欠如多動性障害，不安障害，気分障害などの合併率が高い[23)]と報告されているのでこれらに留意して診療をする必要がある。

ネット依存の専門ではない医療機関で考えられる対処

医療機関ではまずは合併している精神疾患や発達障害などの診断や治療が重要である。合併精神疾患・発達障害が改善するだけでも，ネット依存がかなり改善する場合もある。ネット依存に対しては日記などを用いた生活指導，可能であれば（集団もしくは個人）認知行動療法などの精神療法の導入が望ましい。

不登校やひきこもり傾向が顕著な場合などには，ネットやゲームから一時的にでも離れ，規則正しい生活への修正やネット・ゲーム以外のリアルな楽しみの発見，他者とのリアルな世界でのコミュニケーションの実践などを目的に，デイケア参加や任意的な入院治療も望ましいと考えられる。

Q9 ▶ 治療中に気をつけなければならないことは？

A 治療者が直面化的なアプローチや，ネット・ゲーム断ちを強要するような指導をすると，その後の受診につながりにくくなり，ネット依存からの改善も後退してしまうことが多いようです。治療者は患者に自己洞察をさせ，望ましい方向に誘導していく必要がありますが，動機づけ面接法[32)][33)]によるアプローチは参考になると思われます。

ネット依存者の治療の困難さ

依存性疾患の治療は困難であることも多いが，とくにネット依存者は未成年者が多いのが特徴の1つである。未成年者ゆえに成年者よりも社会的責任が少ないことから，依存症の悪影響も自己責任としてとらえにくい（たとえば1日中ネットをして引きこもっていても，家族がその生活を維持していることが多い）。

また，未成年者は依存状態である自身の状態をある程度客観的に自己洞察することも成人より困難である場合が多いことなど，治療的疎外因子も多い。

直面化や底付きを待つのではうまくいかないことが多い

否認の強いネット依存者に治療者が直面化的なアプローチをしても拒否が強くなり，治療の中断や，治療効果が乏しくなることも多い。一方で青年期はその後の人生形成において非常に重要な時期であるので，ただ「底付き」（依存状態が続いてさまざまな悪影響が続いてしまうことで，これ以上下がらない状態）するのを待つのもリスクが高い。

もちろん強制的にネットやゲームを排除したり，治療に導入しても，家族や治療者に対する反発のみが強くなり，依存に対する自己洞察に向かうことは少ない。実際に多くのネット依存者は「ネットやゲームをしたい」という気持ちと，「このまま依存していてはいけない（卒業・進学・就職したいなど）」という両価的な感情を抱いている。そこに治療者や家族などが一方的に正論（ネットやゲー

ムを止めなさい，勉強をしなさいなど）を述べても，依存者の気持ちが逆に傾いてしなうことが多い。かといって，治療者や家族がインターネットやゲームを過度に使用することを肯定するようなアプローチをしても，依存が悪化してしまう可能性が高い。

動機づけ面接法などによるアプローチ

　動機づけ面接法は，治療や対処への動機づけが低い，もしくは前述のような両価的な感情をいだいているネット依存者に用いられる。

　動機づけ面接法では，①「協同的」（依存者の経験や展望を尊重し，意向を受けながら面接する。介入者は変化を導くような雰囲気を提供する），②「喚起」（変化への動機や資源を依存者が本質的に保持していると想定し，依存者の目標や価値観を引き出し，内的な動機を拡大する），③「自律的」（介入者は依存者の権利や自己決定能力を認め，情報に基づいて選択するように励ます）の3つの原則があり，いくつかの介入技法がある。依存者と対決することなく，望ましい方向に導く方法であり，詳しくは参考文献をご参照いただきたい。

Q10 ▶ 専門医への紹介のタイミングと方法は？

A ネット依存の悪影響が明らかかつ深刻な場合には，専門医療施設への紹介を考慮してよいと考えられます。

　ネット依存専門医への紹介のタイミングについてガイドライン等はとくになく，依存者本人，家族，医療関係者がその必要性を感じたときでよいと思われる。

　一般には，ネット依存の問題のみで通学・通勤の阻害になる受診は避けたいので，長期休みのときや，不登校・引きこもり傾向，昼夜逆転などの生活の乱れが顕著な場合に紹介することになろう。しかし実際には，現状ではネット依存の専門医療施設は数少なく紹介に難渋することも多いと思われる。久里浜医療センターのホームページにネット依存専門医療機関のリストがあるので，ご

参照いただきたい（久里浜医療センターホームページ＞ネット依存治療部門＞インターネット依存治療施設リスト〈http://www.kurihama-med.jp/2017_net_list.html〉）。

Q11 専門施設ではどのような治療を行うのですか？

A ネット依存の治療専門施設では，ネット依存に関する心理・精神療法が行われることが多いようです。また，それらに作業・運動療法や合併精神疾患に対する治療も組み合わされる場合もあります。

ネット依存の標準的な治療ガイドラインなどは示されていないので，各施設がそれぞれの特色を生かした治療を行っているのが現状である。ネット依存の治療の主体は個人もしくは集団による心理・精神療法であり，合併する精神疾患・発達障害の治療も同時に行われる。

久里浜医療センターでの取り組み

久里浜医療センターでは，2011年7月よりネット依存治療研究部門（Treatment of Internet Addiction and Research: TIAR）を立ち上げ，ネット・ゲーム依存者の診療にあたっている。受診者は未成年者の男子が多数を占めている。

2017年12月現在では，通常の外来診療のほかに，ネット依存専門デイケア，家族会，個人カウンセリング，入院治療などの取り組みを行っている。ネット依存者専門デイケアは週2回行われ，主に午前中は体育館などでのスポーツプログラム，午後は集団心理療法を行っている。デイケア中はスマートフォンや電子ゲーム類などは個人用のロッカーのなかに入れ，一時的に電子デバイスと離れてもらうことも目的としている。家族会は月1回程度行われ，ショートレクチャーと家族同士の話し合いが中心に行われる。個人カウンセリングは，社交恐怖やコミュニケーション能力が乏しいため（自信がないだけの人が大半だが），集団療法に入りにくい人を中心に行っている。入院治療は，インターネッ

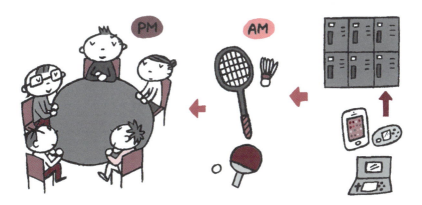

ト（パソコンやスマートフォンなど）や電子的なゲームなどが排除された環境で一定期間を過ごしてもらい，その間に離脱期（インターネットやゲームがとり除かれた後の一時的な不全感，イライラ感などの不快な症状など）をやりすごし，生活を整え，心理・精神療法などを受けることによって退院後のインターネットやゲームとの過ごし方や，依存的な使用をしない方策を考えてもらうことを目的としている。

そのほかにも，国立青少年教育振興機構の主催（久里浜医療センターは患者募集や治療などを主に担当）で，2014年より毎年青少年交流の家にてインターネット依存治療キャンプ（主に未成年男子を対象）の実施[31)34)]，国内外の専門家を招聘して「インターネット依存国際ワークショップ」の開催，各種啓発活動などを行っている。

Q12 ▶ 治療後のフォローアップについて教えてください。

A ネット依存状態から脱却して，学校や仕事などへの社会参加が十分にできるようになれば，あとは長期休みなどを利用して外来等でフォローしていくとよいと思われます。

アルコールや薬物依存の場合には，治療を行って一時的に依存状態から脱却

しても，その高い再発準備性から，断酒・断薬を継続しないと再び依存状態に逆戻りしてしまうことがほとんどである。したがって断酒・断薬を援助し，他の身体・精神症状のフォローアップなどを目的に，継続的な治療的アプローチは非常に重要な位置づけとなる。

一方，ネット依存の場合には，一度依存状態から脱却した後，どの程度再発・再燃するのか明らかになっていない。現在のところネット依存者は中高生の罹患率が高く，成人世代では罹患率が低くなるようであるので（**Q5参照**），再燃に関して過度に脅威に感じる必要はないかもしれない。しかし，一度ネット依存になった人は，ネット依存になりやすい背景や特性（たとえば発達障害の傾向など）が存在するため，何かの契機（学校や職場での不適応，ストレスなど）をきっかけに依存状態が再燃するリスクがあり，とくに学生世代は要注意である。

したがって，いったん依存状態から寛解・回復した後も，長期休みなどに外来などでフォローしていくのが望ましい。

Q13 家族の対応はどのように行いますか？

A ネット依存者の家族のなかにはその対応で疲弊していることも多いため，治療者として家族に対しても受容的に接することが望ましいと考えられます。また，適切な対応法を学ぶために家族教育の機会に参加してもらうのもよいでしょう。

家族への介入は重要

ネット依存者の家族のなかには，依存者の先行きの見えない引きこもりや，その精神状態の悪さなどから，精神的・身体的に疲弊していることが多い。治療者として家族に対しても受容的に接することが望ましい。

一方で，家族がネット依存症に関して知識が乏しかったり，依存者に対して望ましくない対応（効果の乏しい指示・指導や直面化など）をしていることも多

い。家族が家族教育を受けて正しい対処を学ぶことによって，依存者本人に改善効果が認められたという報告もある[29]。CRAFT（Community Reinforcement and Family Training）などによる家族からの介入技法などは参考となる[35]。

前園は望ましい家族の対応を，①現実世界での役割の提供，②すぐの事実報告，③I ＆ YOUメッセージをセットで使う，④取引には見極めが大切，⑤一喜一憂し過ぎない，⑥統一戦線を目指す，⑦今の自分（家族）自身を大事にするとまとめている[36]。

久里浜医療センターでの家族教育（家族会）

久里浜医療センターでは，2017年現在月1回のペースで家族会を行っている。家族会では，担当スタッフによるネット依存に関するショートレクチャーとその後の家族同士の話し合いが行われる。そして，3カ月に一度程度の頻度で事例検討などを織り交ぜたワークショップ形式での家族会を行っている[36]。家族のなかには，ネット依存者が家族のなかにいることを他の人に話すことができずに悩みを抱えていることもある。また，他の家族の好事例なども参考になることもある。

文献

1) Young KS: J Contemp Psychother, 39: 241-246, 2009.
2) Dong G, et al: Psychiatry Res, 203(2-3): 153-158, 2012.
3) Meng Y, et al: Addiction Biology, 20, 799-808, 2014.
4) Tian M, et al: Eur J Nucl Med Mol Imaging, 41(7): 1388-97, 2014.
5) Park B, et al: Psychiatry Clin Neurosci, 71: 467-478, 2017.
6) 藤原広臨, 他：精神医学, 39(1)：23-30, 2017.
7) Ko CH, et al: Arch Pediatr Adolesc Med, 163(10), 937-943, 2009.
8) Cho SM. et al: Child Psychiatry Hum Dev, 44(4), 549-555, 2013.
9) So R, et al: J Autism Dev Disord, 47(7), 2217-2224, 2017.
10) Chen YL, et al: Res Dev Disabil, 39: 20-31, 2015.
11) Tang J, et al: Psychiatry Clin Neurosci, 68(6): 471-478, 2014.
12) Bozkur H, et al: Psychiatry Clin Neurosci, 67(5): 352-359, 2013.
13) Mihara S, et al: Addict Behav Rep, 15(4): 58-64, 2016.
14) 総務省情報通信政策研究所：高校生のスマートフォン・アプリ利用とネット依存傾向に関する調査報告書. 2014.
http://www.soumu.go.jp/main_content/000302914.pdf（2017年12月25日閲覧）

15) 総務省情報通信政策研究所：中学生のインターネットの利用状況と依存傾向に関する調査（調査結果全体版）．2016.

http://www.soumu.go.jp/iicp/chousakenkyu/data/research/survey/telecom/2016/20160630_02.pdf（2017年12月25日閲覧）

16) Mak KK, et al: Cyberpsychol Behav Soc Netw, 17(11): 720-728, 2014.
17) Tsitsika A, et al: Cyberpsychol Behav Soc Netw, 17(8): 528-535, 2014.
18) Cheng C, et al: Cyberpsychol Behav Soc Netw, 17(12): 755-760, 2014.
19) Pontes HM, et al: J Behav Addict, 5(2), 304-310, 2016.
20) Mihara S, et al: Psychiatry Clin Neurosci, 71(7): 425-444, 2017.
21) 三原聡子，他：わが国成人におけるインターネット嗜癖者数の5年間の変化．平成26年度アルコール・薬物依存関連学会合同学術総会，プログラム・講演抄録集，p.210，2014.
22) Bakken IJ, et al: Scand J Psychol, 50(2): 121-127, 2009.
23) Bozkurt H, et al: Psychiatry Clin Neurosci, 67(5): 352-359, 2013.
24) Du YS, et al: Aust N Z J Psychiatry, 44(2): 129-134, 2010.
25) Wölfling K, et al: Biomed Res Int, 425924, 2014.
26) Kim JU: International J of reality Therapy. 27(2): 4-12, 2008.
27) Su W, et al: Cyberpsychol Behav Soc Netw, 14(9): 497-503, 2011.
28) Park JH, et al: Hum Psychopharmacol, 31(6): 427-432, 2016.
29) Han DH, et al: J Psychopharmacol, 26(5): 689-696, 2012.
30) Liu QX, et al: Addict Behav, 42: 1-8, 2015.
31) Sakuma H, et al: Addict Behav, 64: 357-362, 2017.
32) ウィリアム・R・ミラー，他（松島義博，他訳）：動機づけ面接法──基礎・実践編．星和書店，2007.
33) ステファン・ロルニック，他（後藤恵監訳）：動機づけ面接法実践入門──あらゆる医療現場で応用するために．星和書店，2010.
34) 独立行政法人国立青少年教育振興機構：青少年教育施設を活用したネット依存対策推進事業報告書．2016.

http://www.niye.go.jp/kanri/upload/editor/102/File/houkokusyo1.pdf（2017年12月25日閲覧）

35) ロバート・メイヤーズ，他：CRAFT依存症者家族のための対応ハンドブック．金剛出版，2013.
36) 前園真毅：精神医学，39(1)：71-77，2017.

COLUMN

河本泰信

ネット依存とギャンブル依存との複合的な事例

　インターネットを経由したギャンブル（いわゆるオンラインギャンブル）は1990年代半ばころ出現した。そしてその利用者は2000年代半ば以降から急速に増加している。

　オンラインギャンブルは，従来型ギャンブルと比べて問題ギャンブラーの発生率が4倍に及ぶという報告がある。ただし，従来型と異なり金銭問題としては現れにくい。これは「1セントギャンブル」に代表されるように，従来型では運営上不可能なまでの低額ギャンブルが用意されているので，「細く長く遊べる」からである。それゆえ主たる問題は睡眠や休息，あるいは仕事・学業・家事などの生活時間が削られることにある。まさに「いつでも」「どこでも」「安価に」参加できるオンラインギャンブルの特性が現れている。また，慢性的な運動不足による生活習慣病などの身体的な健康問題も生じる。

　わが国はスマートフォンなどのインターネット環境が高度に発達している。しかしながら，臨床の場にオンラインギャンブルを主訴にして受診する人はごくわずかである。他のギャンブルに付随して行っている人がまれにいる程度である。これはパチンコ・パチスロというゲーム性の強いギャンブリングが大衆化されているわが国の特徴かもしれない。

　いずれにしても，金銭問題よりも非社会化に伴う問題が主となるオンラインギャンブル依存は，ネットゲーム依存と本質的に同じと考えられる。したがってギャンブル依存としてではなく，インターネット依存の一群としてとらえたほうが実践的である。

　対策については，ギャンブルサイトを利用した本人へのメッセージ送付が試みられている[1]。結果は，禁ギャンブルを目的とした注意喚起よりも節度あるギャンブルのための自己チェックツールが行動改善に有効であった。ネット依存の治療のためのネット利用である。異種治療（解毒/対症療法）が主体の現代医学にあって，このような「毒を以て毒を制す」という同種治療は新たな介入法を示唆してくれる。

文献

1) Monaghan S, et al: J Psychol, 144(1): 83-96, 2010.

part 7 食べ物依存

沼田真一

Q1 食べ物の依存とはどんな病態ですか?

A 食べ物の依存とは,拒食症や過食症など従来の摂食障害に加え,異常な食行動自体をアルコール依存や薬物依存など物質依存症の方向性があるものとして改めてとらえ直す,新しい概念を含む考え方です。

食べ物にまつわる嗜癖行動として,まず先行する摂食障害の基準を述べる。

摂食障害(Eating Disorder：ED)[1]

①神経性無食欲症
- 標準体重あるいは年齢身長から期待される体重の15％以上の減少
- その体重減少は,太るような食物を自ら避けることによって生じる
- 肥満への病的恐怖(ボディイメージの歪み)に伴い,自らの体重下限を極端に低く見積もる
- 視床下部-下垂体-性腺系を軸とする内分泌障害に伴う諸症状。主に女性では無月経,男性では性的な関心および能力の喪失

②神経性大食症
- 週2回以上,かつ3カ月以上の過食エピソード
- 食べることへの頑固なこだわり,強迫観
- 自己誘発性嘔吐,下剤の乱用,絶食期がある,食用抑制剤などの薬物の使用
- 身体的な肥満はなくとも,太りすぎというボディイメージ

このほか,食べ物を口に入れるが飲み込まずに吐き出す「チューイング」や,体重増加への恐怖から過剰な運動をすることもEDの行動に含まれる。

以上のような従来の摂食障害に対し,近年は食べ物自体に対してアルコール

や薬物依存など物質依存の側面をもつ対象としてとらえる向きがある。これを"Food Addiction (FA)"と呼び，「食べ物依存[嗜癖]」と訳す。これは現時点では，臨床で用いられるアメリカ精神医学会の診断基準[2]の薬物依存の項目を，食べ物を対象として改編されたものが考えられている段階である。まだ診断基準として確立はされていないが，今後の依存症の方向性として示す。

食べ物依存[嗜癖]（Food Addiction：FA）[3]

- 予想より多くたべ，長く時間をかける
- 持続的欲求およびこれを止めることがなかなかできない
- 調達して食べ，その後日常生活に戻ることに多くの時間と労力を割く
- 仕事など社会的に重要なことをこなすことに支障が生じたり，休養の時間が失われている
- いまのような食べ物との絡みで望まない結果がみえているにもかかわらず続ける
- 耐性（同量で以前と同じ程度の効果を感じなくなり，効果を得るため量が増えていく様子）
- 離脱（いままで大量に使用していた物質を切らしたときの，イライラなど切れ際の症状）

また，このアメリカ精神医学会の診断基準の最新版DSM-5では，この食べ物依存[嗜癖]を従来の摂食障害から独立する向きの1つとして，「過食性障害」が診断基準として独立した[4]。

過食性障害（Binge-Eating Disorder：BED）

A．反復する過食エピソードは，以下の2つを同時にもつ
　①ある一定の時間に，一般的な人が食べる量より明らかに多く食べている
　②食べている間は，止められないという感覚がある
B．以下の食行動のうち，3つ以上が該当する
　①通常より速く食べる
　②満腹で苦しくなるまで食べる
　③空腹感がないのに食べる

④大量に食べていることに対する恥意識から，ひとりでたべるようになる
　　⑤食べた後に自己嫌悪や抑うつ，罪責感が生じる
C．過食に関して苦痛を感じる
D．平均3カ月にわたって，週1回以上みられる
E．（自己誘発性嘔吐や下剤乱用などの）代償行為がない

　この過食性障害は，アルコール依存症や薬物依存症の概念を一部含むものである。ちなみに，過食性障害と従来の摂食障害との大きな違いは，自己誘発性嘔吐や下剤乱用，過剰な運動などの「代償行為」の有無である。過食性障害には代償行為はみられない。

　なお，従来の摂食障害（ED）と過食性障害（BED），および食べ物依存［嗜癖］（FA）の相互の違いは，適宜後述する。

Q2 ▶ 食べ物への依存はなぜ起こるのでしょうか？

A 全般的に心的葛藤からの解放と安定化が大きな目的です。一方で食べ物が薬物依存と同様の方向性を含むことを考慮すれば，一時的な高揚感や興奮・熱血感を目的とする病態ととらえることができます。

　依存症に至るには目的と流れがある。その多くは，本人が抱えるさまざまな心的葛藤から抜け出そうと試み，現在本人が持ち合わせているなかから「最も完結できるであろう」手段を用いる。つまり本人にとって依存の対象物や行動は，本人のなかで「曲がりなりにも」成功体験をもたらしている事象となる。

心的葛藤が原因となる摂食障害/過食性障害

　まず，拒食症・過食症に代表される摂食障害は，少なからず「痩せていたい気持ち」が優先ととらえられる場合に該当する。この気持ちの裏側にある心的葛藤は，おおむね「痩せていないと周囲とうまくいかない」という対人関係にまつわる過剰な思い込みが影響している。しかし摂食障害の場合，どこかで自分

の容姿に対する価値観が想い込みにすぎないということは意識している。これが，摂食障害は一般的な嗜癖行動の側面のなかでも「強迫性」が優位といわれる由縁であろう。

「異常な食行動には，物質依存の伏線を含む様態もみられる」という方向性から新たに独立した「過食性障害」も，診断項目として定義はしていないが，容姿や痩せに関する心配は意識化されているととらえざるをえない[3]。

食行動自体をみても，過食性障害は衝動に伴ういわゆる「むちゃ食いエピソード」が摂食障害と同様に「一定時間帯」に収まり，これを繰り返していることが基準である。依存症は一般的にその対象の扱い方が心理的欲求を投影していると考えてよい。よって，過食性障害は食べ物の取り入れ方という側面で摂食障害とオーバーラップすることから，心理的葛藤も近似していると考えられる。実際に臨床的にも過食性障害の患者には，容姿や痩せていることへのこだわりととらえられる言葉が後を絶たない。

食べ物は心的葛藤の投影対象になりやすい

食べ物は依存対象物になる前から摂取していることから，心的葛藤からの解放目的に使われるなかで，その心的葛藤の「流れ」を映し出す投影対象になりやすい。

たとえば過食症の代償行為の1つに下剤乱用がある。下剤を利用する人は「痩せ」に関するこだわりを訴える場合が多いが，一方で下剤が栄養分をほとんど吸収された大腸の食物に作用しているにすぎないことは，実は承知していることが多い。これは「痩せていたいから栄養分を吸収したくない」という想いとはやや解離した行動である。このように目的と手段がつながらない場合，「痩せていたい」よりも「異物を取り入れたくない」という想いが派生している可能性がある。

そのため，食べ物への依存の原因として考えられる心的葛藤には，家族を含めた対人関係の拒絶や，性的虐待の被害体験なども考慮に入れることになる。

食べ物依存では物質依存に特徴的な「耐性」「離脱」が存在

食べ物依存［嗜癖］（FA）は，まだ正式に診断基準としては確立してはいないが，先に述べたように食行動とその状態が薬物やアルコールなど物質依存の側

面をもつと考えられる病態である。したがって，前述の摂食障害/過食性障害の診断基準とは異なり，食行動が「一定時間内」でおさまらない，つまり食行動における間欠期が明確でないことが特徴としてあげられる。

現時点では動物実験での段階ではあるが，この間欠期のなさは物質依存に特徴的な「耐性」や「離脱」が神経学的に存在すること，あるいはニコチンを繰り返し投与されている状態に生じる，ドーパミン活性が高いままの状態が維持されてしまう状態が示されている[5]。また，FA対象者への実際の調査では，食べ物の絵（たとえばミルクシェイク）を見せられただけでf-MRIで活性が高くなることが示されている[5]。

このように食べ物への反応が物質依存に近似した状態像を呈する報告がみられ，近年，摂食障害以外の食べ物に対する嗜癖が改めて見直されている。

Q3 ▶ 食べ物への依存の何が問題なのでしょうか？

A 食べ物にかかわる嗜癖行動の身体への影響として，拒食症や過食症では低栄養や電解質異常が，過食性障害や食べ物依存［嗜癖］では肥満傾向がみられます。他の依存症との大きな違いは，「食べ物」が対象のため，「きっぱりとやめることを治療過程のなかで目指せない」ことです。

まず食べ物にかかわる嗜癖全般の身体的影響について述べる。拒食症では低栄養状態や無月経，過食症では低カリウム血症に注意を要する。過食嘔吐が長期間に及ぶと，倦怠感以外の身体的異常は普段意識されないこともあるが，嘔吐の最中にトイレで倒れて救急搬送という事例も少なくない。

一方，過食性障害（BED）や食べ物依存［嗜癖］（FA）などの食行動異常では，嘔吐や下剤乱用など排出を促す行為（いわゆる代償行為）がないため，肥満になる傾向がある。BMI（Body Mass Index）$>40 kg/m^2$の肥満者には，過食性障害の項目を満たす人が多いと示されている[5]。

特定の食べ物への激しい欲求に抵抗できない「クレービング」

　異常な食行動異常が「（1日の間の）一定期間」と定められないFAの症状を呈する場合は，アルコールや薬物依存に類する状態がみられる。その代表的なものとして，特定の食べ物に対する激しい欲求に抵抗できない「クレービング（Craving）」と呼ばれる状態がみられる。また，FAは物質依存と同じく「耐性」「離脱」を示すことから，食べ物の摂取を続けられなくなったときの精神不安定など「切れ際の症状」を呈する。このようにFAの傾向を考慮すると，これからの食べ物に関する嗜癖の影響としては物質依存症の側面も考慮する必要がある。

食べ物依存には他の物質依存と異なる視点も必要

　一方で，食べ物への依存では，他の物質依存や行動依存とは異なる視点もふまえる必要がある。

　第一に，多くの依存（嗜癖）行動は対象を「取り入れる」または「蒸し返す」かたちで始まるが，食べ物の場合はそれまでの価値観が変わって「拒否」というかたちで始まるという点である。少なくとも神経性大食症および過食性障害では，以前に拒食期を有していたことが多い。つまり，これまで適切に取り入れていたものを「拒否」あるいは「排除」する行為は，アルコールなど他の依存対象物を取り入れる際の「とりあえず」「いつのまにか」に比べその決意は固い。対象物の価値観の変化によって生じる行動異常であるからこそ，対象物へのこだわり（強迫性）は他の物質依存症に比べ大きいと考えざるをえない。

　また，FAはアルコールや薬物依存と同じような病態が，適切に取り入れていれば何の問題もない「食べ物」を相手としてみられる状況である。よって，周囲からは「食べ物が手放せない」ようにみえる状態でも，本人のなかでは「何が悪いの？」という想いが生じる。これは「否認」といい，アルコールや薬物依存のなかで生じる心理状態として従来から指摘されているが，こと食べ物が対象となる場合はアルコールや薬物と異なり社会的な制裁も薄く，また「使い方を変えればいま生じている支障がおさまる」という具体的な症状も少ないため，変化を期する機会に乏しくなりがちである。これは生活習慣病の治療の過程で生じる流れと似ているかもしれない。

そして最後に，これは食行動治療の全般にいえることだが，他の依存症とは異なる大きな障壁がある。それは，食べ物に関する依存症はたとえFAのような物質依存の傾向をふまえる要素があるとはいっても，アルコールや薬物依存などと異なり「きっぱりと断つこと」を目標に据えることができないことである。

よって治療のためには，食行動異常の奥底に潜む心的葛藤を慮ることや，現在の生活を回しつつ価値観の変化を促す要因を与えるため，ドーパミンを初めとした神経伝達物質の過剰な活性を抑える薬物療法などの工夫が必要となる。

Q4 ▶ どんな食べ物への依存が考えられますか？

A 依存対象となる食べ物の種類は，当初はさまざまですが，しだいに食べやすいもの，吐きやすいもの，瞬時に満足可能なものが選ばれるようになります。FAの場合，依存の程度が大きくなると，口当たりのよい食べ物や，食べたという感覚が強い食べもの（Palatable food）が好まれます。

まず従来の摂食障害についてみてみると，拒食症の場合は，たとえば入院治療中で本人との同意のもと意識的に食べ物の種類を選別するなどという機会がなければ，食べ物の種類を分けて考えることは少ない。これは拒食症，とくに初期は食べ物の種類ではなく，食べ物そのものの受け入れを怖がっているからである。

過食・嘔吐の場合も，初期は食べ物の種類を考慮しないことが多いが，しだいに対象の食べ物が偏る傾向がある。なぜなら過食・嘔吐は長期間に及ぶにつれて周囲との調和を慮る必要が生じるからである。過食症の人は仕事など日常生活を営んでいる場合も多く，したがって本人は「周囲にみつかるわけにはいかない」という意識が無視できなくなる。このような観点から過食・嘔吐の場合は，満足感がありつつも手短におさまり，また吐きやすいポテトチップスやケーキなどの甘くて油脂性の高い食品，あるいは咀嚼感が高く食べ慣れているパンやコメなどの主食が選ばれることが多い。

FAでは糖分や脂肪分を多く含む高カロリー食が選ばれる傾向

　食べ物依存［嗜癖］(FA)の状態では，ドーパミンの制御不能による「欲求の持続」や「中止の失敗が繰り返し」がみられ，糖分や脂肪分を多く含む高カロリー食を，過量かつ時間制限がつかない状態で消費する傾向にある。

　対象となる食物は"Palatable food"と称され，具体的にはハンバーガー，ピザ，ドーナツ，ケーキなど「口当たりがよく，食べたという感覚が強く得られるもの」である。前述したように，こうした特定の食べ物への欲求を抑えられない「クレービング」の症状を示す場合もある。

Q5 ▶ 依存状態となる患者にはどんな背景がありますか？

A 　心理的背景として，幼少期からの虐待やいじめなど，本人が釈然とせぬまま繰り返し受け入れざるをえなかった体験が影響することが多いです。これらは「心的トラウマ」と呼ばれ，本人が意図せずに目撃した体験も含まれます。

　食べ物依存に限らず，依存症に至らざるをえない状況の多くでは，幼少期からの虐待やいじめなど，対人関係上の問題やトラウマが無視できない。これまで釈然感のないままのみ込んできた体験，理由が見いだせないまま我慢し続けてきた事実，波風を立てないようにと行ってきた行動などは，本人の心のなかで「折り合い」をつけることができずに残る。このような体験が繰り返されていると，いま起こっている事態と昔の体験が頭のなかで交錯し，いまに適した方法を適切に見いだせないまま，以前と同様に不本意な行動とそれに伴う想いが繰り返される。

　このような釈然感をもてない体験と忸怩たる想いは，本人にいらぬ罪悪感や自己否定感を募らせ，ついには「自分とは何なのだろうか」とアイデンティティにまで疑問をもつようになる。このように悶々とした心的葛藤がいつまでも抜

けず，似たような状況に向き合った際にそれまでの思考や感情が波及した状態を，いわゆる「トラウマの影響」と呼ぶ。

「変化の欲求」が投影され，食べ物との付き合い方が「変化」する

ここで大切なことは，依存の対象とその使い方は，それまで本人が請け負ったトラウマに対する「抵抗」が形として投影されているということである。

こと食べ物依存の場合は，思春期から若年者に発症することが多い。また前述のように，新しく取り入れたものが依存対象となる他の物質依存と異なり，食べ物依存の場合はそれまでも摂取してきた食べ物との付き合い方が「変化」して，拒食や過食・嘔吐，特定の食べ物への依存などを生じている。つまり，食べ物に対する価値観の変化は，本人のそれまでの価値観や体験に対する「変化への欲求」が投影されているものと考えられる。

こうした背景から，治療過程では主に思春期以後に初めて違和感を覚えたような心情を慮ることになる。たとえば思春期には，周囲の心情が理解可能になることで，それまでの自分に至らなさを感じて卑下したり，あるいは自分が受けたトラウマを今度は自分が誰かにするのではないかという怖さが沸き上がったりすることがある（加害恐怖）。また，性的虐待被害の体験者では，成長に伴って自分のなかに湧き出てくる性衝動を受け止められないと感じることもある。

食べ物への依存は，以上のような過去の本人の体験を無視できない状態によって生じる。食べ物への「駆られ」は，前述のようにさまざまな点から「時を止めたい」という想いの裏返しであると考えられる。

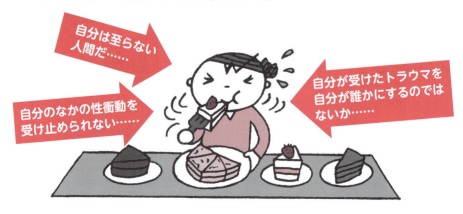

Q6 国内外ではどれくらいの患者がいるのでしょうか？

A 国内で調査が行われているのは従来の摂食障害のみですが，拒食症，過食症および非定型摂食障害の患者は人口10万人あたりそれぞれ最大で11.9人，5.9人，3.3人で，女性が95％です。一方，食べ物依存［嗜癖］（FA）に関する調査は海外所見のみで，過食性障害（BED）と肥満を合併した患者では最大で72.2％がFAに該当したとのデータもあります。

摂食障害では，国内大規模調査として1998年に全国23,401施設を対象とした厚生省研究班疫学調査がある[6]。

これによると神経性無食欲症（Anorexia Nervosa：AN）の有病率（一定の期間内の新しく発生した数）は12,500人（人口10万人あたり8.3～11.9人），神経性過食症［大食症］（Bulimia Nervosa：BN）は6,500人（人口10万人あたり4.3～5.9人），非定型摂食障害（Eating Disorder Not Otherwise Specified：EDNOS）は4,200人（人口10万人あたり3.3人）というデータがある。これを1980年以降からの結果と比較すると，約20年間で10倍，とくに1995年から5年間で少なくともANは4倍，BNは4.7倍増加している。

一方，食べ物依存［嗜癖］（FA）においては，現在では海外所見のみである。DSM-Ⅳ-TRの薬物依存の項目に沿ってFA用に改定されたYale Food Addiction Scale（YFAS）で最初の調査が行われている。このYFASは直近1年のPalatable Food（Q4）の食べ方について25項目で問う自己記入式質問票である。

これによると，まず非臨床レベルでは各国の生徒に調査したものがある。アメリカ11.4％，フランス8.7％，ドイツ8.8％，カナダ5.4％，イタリア1.7％，スペイン2.7％の生徒において，食べ物に対して「持続的欲求」「やめようとしてもやめられない」という項目が該当した[3]。

臨床レベルでは，BEDと肥満の合併がある患者の41.5～72.2％，体重を減少させる目的で手術した経験のある患者の15.2～53.7％，減量治療中の患者の15.2～25％がFAに該当していた[3]。

なお，DSM-5に基づき心理学的特性を改善したYFAS 2.0では，14.6％が基準を満たしたとの調査もある[7]。

また，このYFASを用いて各摂食障害との併存を調査した資料もある。これによると臨床レベルではANの60％，BNの81％，BEDの76.9％，EDNOSの72.2％でFAとの合併がみられた。一方，非臨床レベルではBNの83.6％，BEDの47.2％でFAとの合併がみられた[3]。

過体重の子どもの15.2％に「食べ物への依存」

子どもを対象としたFAの質問表としては代表的なものとしてはEBQ (Eating Behaviors Questionaire) が使われる。これによると，非臨床レベルで，過体重 (BMI：25〜29.9kg/m^2) の子どもの15.2％が「食べ物に依存している」と答えている。また，肥満 (BMI＞30kg/m^2) と過体重の子どもの29％が，食べ方の特徴として「長い時間をかけて，大量の食物をたべる」「やめることに成功しない」「持続的に食べている」と答えた[3]。

一方，前述のYFASを子ども向けに改訂し，一般対象に調査したものもある。これによると平均年齢8.32歳，対象75人の子どものうち，7.2％がFAに該当するとされている[8]。

Q7 ▶ 患者の年齢分布は？

A 初発はおおむね拒食から始まり，多くは10代でみられます。やがて拒食から過食（嘔吐）に転化します。40代以上からの発症はあまりみられません。一方，FAは40代以上の女性にも多く存在しますが，65歳以上は減少するようです。

AN，BNなどの摂食障害は10〜20代の発症が大多数

発症年齢として，まず神経性無食欲症（AN）の初発年齢は低く，まれに8歳

での発症報告もみられる。多くは思春期後期以後の10代の発症となる。これはANの契機となる「ボディイメージ」への意識が第二次性徴期とともに高まり，その結果「痩せ」を目論んだダイエット目的の食制限が開始されるという実際の動機及び臨床像と一致する。

　一方，神経性過食症［大食症］（BN）の初発年齢はANに比べてやや高い傾向にある。しかしそれでも20代までの発症が大多数であり，30代以降の初発は少ない。また，実際の臨床ではANかBNへの「転化」症例が多くみられる。ANとBNにおいて，ボディイメージに対する過敏さに変化はみられない。しかし，長期間に及ぶ食制限にしだいに身体的および精神的に耐えられなくなり，その折り合いをつけるという意味でBNになっている症例が多い。

30代以降発症の「遅発例」では契機や経過が異なる場合が多い

　なお，思春期以後の発症を「遅発例」と呼ぶこともある。とくに30代以降の発症では，その契機がボディイメージへのとらわれではなく，対人関係問題や罪悪感・自尊感情への意識から行動に及ぶ症例もある。よって，「痩せ」に対する美化意識が若年者ほど大きなわけではなく，むしろ日常生活で訪れるさまざまな怒りの感情に対して，解放欲求や時には自傷行為の手段として摂食障害を使うケースがある。

　この場合は食制限がみられたとしてもその期間は優位に短く，おおむね初めからBNである。またはむちゃ食い障害やパージング（Perging：噛み吐き）など，非定型なかたちで発症することも多い。

　なお参考までであるが，国内の20～29歳までの女性の低体重率（痩せ率）は1987（昭和62）年が18.6％，1997（平成9）年が24.1％，2007（平成19）年が25.2％と増加している[9]（「低体重」の指標はBMI＜18.5kg/m^2）。なお，1997年の同調査では国内の15歳の少なくとも10～20％は「痩せ」という報告もある。

食べ物依存［嗜癖］（FA）は40代以降にも発症

　一方，食べ物依存［嗜癖］（FA）に関しては，前述の年齢層に加えて45～65歳の女性にも多い[3]。これは食べ物へのクレービング（渇望）が，若い年代〜年配の女性に再発が多いことと一致する。

　背景としては，この年代の女性には報酬系のシステムの変化が起こりやすく，

食欲抑制が効かなくなることを反映していると考えられている。他に，内分泌系や月経周期により嗜癖的な食行動がもたらされているという指摘もある[3]。

Q8 受診に結びつけるための対策は？

A 本人が受診に後ろ向きな場合，ご家族の受診を先に考えます。食べ物の依存では，ときに本人も「助けの求め方」をイメージできなくなっています。本人が家族の受診を拒むことはまれで，ご家族の受診により家庭内の空気感も和らいでいきます。

手当ての対象は本人だけではない

　食べ物の依存に限らず，さまざまな嗜癖疾患において，手当ての対象は本人だけではない。また，先に本人が受診していなければ治療が成立しないという前提もない。先に家族を相談や受診につなげることは，後の本人の登場にとっても効果的な戦略である。

　現実には，家族も症状を呈する患者本人の行動や考え方に戸惑ったり，対応に疲弊していることが多い。とくに同居する家族は，本人の状態や周囲の視線など現状の悩みに加え，本人とのこれまでの付き合い方に対する後悔の念や，考えた打開策がうまく進まないことに対する無念さなど，さまざまな想いに駆られていることが多い。

　先に述べたように，とくに食べ物の依存の場合は，大人になって新たに取り入れたものではなく，従来適切だった食べ物との付き合い方が「変化」して食べ物依存の状態を呈しているという伏線がある。したがって，とくに同居の家族は，「本人の様子の"変化"に気づけなかった」などの罪悪感が芽生えやすい。そして家族がもちはじめるこのような罪悪感は本人も否応なく感じとることになり，「私の食べ物依存が，さらに家族に迷惑をかけている」と，今度は家族に対する加害者意識をもつ可能性をはらんでいるのである。

家族への罪悪感は症状改善には逆効果

　ここで，本人が家族に対して申し訳ない気持ちを抱くことは，一見すると本人が症状の改善に積極的に動くように向かわせると映るかもしれない。しかし，実際はその逆である。本人が感じる「家族に申し訳ない」という罪悪感は，「周りに迷惑をかけないように，食べ物依存をやめていこう」という気持ちはよぎるものの，それ以上に「いま私が感じている申し訳なさを速やかに拭い去りたい」という想いが優先されるのである。

　このとき本人が「瞬時に苦しい気持ちを消すことができる」と考える手段は依存対象である「食べ物」であるため，結果的にさらに食べ物への執着を大きくする方向に導いてしまう公算が大きい。

　このように，家族同士にはある意味特殊な人間関係が流れている。したがって，本人の食べ物への執着に伴って家族にも膨らむさまざまな想いに対し，家族自身が受診や相談というかたちで家庭の外に助けを求めるという流れはごく自然であり，むしろ大切なことである。また，家族の受診を知ることは本人の心の負担の緩和にもつながる。さらに，家族が受診している様子を傍らでみながら，本人も助けの求め方を学ぶことができる。

　依存症における悩みの当事者は，決して本人だけではない。

❝ Q9 ▶ 診断のポイントは？ ❞

A 　身体面では，神経性無食欲症（拒食症・AN）や神経性大食症（過食症・BN）では，痩せ，電解質異常，無月経が特徴的な症状となります。一方，過食症障害（BED）や食べ物依存［嗜癖］（FA）では肥満傾向が顕著です。また，食べ物と絡む事象で頭がいっぱいであり，情動の不安定さを伴います。

　Q1で神経性無食欲症（AN），神経性大食症（BN），過食性障害（BED）の診

断基準,および食べ物依存[嗜癖](FA)の病態については示しているため,この項ではその診察および診断過程について述べる。

身体面の診察のポイント

まず,ANで内分泌系の低下がみられる場合は,心拍数の低下,低血圧,皮膚乾燥,体温の低下,便秘,下肢浮腫などの身体所見がみられる。一方,嘔吐などを伴うBNの場合は,唾液腺腫脹や「えらの張り」が伴う「痩せ」がある。自己誘発性嘔吐による「吐きダコ」が指の関節に存在することも多い。身体面でとくに憂慮することは,低栄養状態と過度な嘔吐による低カリウム血症での心停止である。

一方,BEDやFAでは身体的には肥満傾向がみられ,これらに伴うさまざまな生活習慣病のリスクを警戒することになる。

精神面の診察のポイント

一方,精神面ではまず,依存症全般の基準とされる「衝動性」「反復性」「強迫性」をふまえる。このうち,食べ物への依存の場合,最も特徴的なものは「強迫性」であろう。強迫性とは「いまのやり方が,本人の期待する成果をもたらさないと見据えているにもかかわらず,他の考え方や行動をとることに引っ掛かりを感じ,たじろいでいる」というジレンマを示す。

この食べ物への依存における強迫性の共通項に「ボディイメージの歪み」,つまり外見に関するこだわりがある。ちなみにBEDは,ANやBNのように食べ物および食べ物にまつわるモノを体の外に出そうとする代償行為がないことが基準のため,一見すると容姿や体重などへのこだわりはないと思われがちである。しかし,研究段階のBEDの調査をふまえると,BED患者も「ボディイメージの歪み」(こだわり)はもちあわせていると考えていいと思われる。

また,FAの場合も,意識的には「患者はボディイメージを気にしていない」とされているが,BEDとFAには合併が多い(**Q6**)ことも考えると,「むさぼるように食べているFAは,もはやボディイメージを考えていない」と判断するのは早計かもしれない。

どの場合でも,食べ物にまつわる依存症とは,「いまのような食べ物との付き合い方では,納得感や満足感を得られない」ものの総称ととらえることができる。

精神面へのアプローチでは生育環境や過去の体験も考慮に

　なお，繰り返し述べるように，食べ物への依存は他の依存症とは異なり，いままで正常だった食べ物との付き合い方が「変化」して，現在のような状態に至っているという病態である．

　このように価値観の「変化」に伴う依存状態への移行は，本人が知らず知らずのうちに受けてきた過去の体験が「いつのまにか」大きな影響を及ぼしていると考えざるをえない面もある．したがって，食べ物依存の精神面へのアプローチには生育環境や背景，それまでの体験をより見据える必要がある．

「進行性」と「秘匿性」も特徴に

　ちなみに，筆者は依存症の基準ともいえる上述の三大特徴に加えて，「進行性」と「秘匿性」も新たに依存症の特徴として注目している．

　ここで述べる「進行性」とは，反復する病態に伴い身体・精神両面での慣れが進み，その一方で食べ物以外にも強迫や執着が波及する傾向を示す．

　また，「秘匿性」とは依存が長期間に及ぶうちに「周囲に隠すようになる」という流れである．この「秘匿性」に伴う行為は，実は食べ物依存に対して本人が感じる罪悪感と，食べ物への強迫観念との間で，曲がりなりにもバランスをとるための方法である．しかし，この「秘匿性」が高まることで，本人の罪悪感や釈然感のなさも比例して大きくなる点に注意が必要である．

　参考までに，それぞれの食べ物への依存の違いを**表1**に示す．しかし，これら

表1　それぞれの食べ物への依存の違い

	AN	BN	BED	FA傾向
体型	やせ	規定なし		正常～過体重・肥満傾向
代償行為		あり		なし
異常食行動パターン		・一定時間内のエピソードを繰り返す		・時間の境界が曖昧
選ぶ食べ物		・食べ物の種類より手に入りやすい食べ物を選ぶ		・クレービング：ある傾向の食べ物をむさぼるように食べる（例：palatable food）
予後				・耐性離脱があり，量や頻度が増えてくる可能性

基準は表出可能なものをまとめたものにすぎない。援助に携わる者は食べ物依存に潜むこれらのさまざまな要素を，診断基準と同程度に加味する必要がある。

Q10 ▶ 治療はどのように進めますか？

A 依存対象となる食べ物との関係が「変化」する契機としては，対人関係における心的葛藤がまず考えられるため，治療のなかでは対人関係における新たな価値観の創造，あるいは封印された価値観の再獲得を目指します。これにより現在の価値観と新たに獲得した価値観を合わせて使い分けられるようにし，食べるという行動に対して「罪悪感に駆られない」状態を目指します。

食べ物との関係が「変化」する契機は何か？

　治療が必要な依存症であることの前提としては，「不本意で釈然感のないなかで依存対象が使われている」状態があげられる。これは医学的な理論に満たないためか，いずれの依存症の診断基準にも明記はないが，端的に述べれば依存症とは「本人が心のどこかで困っている」という状態が，臨床的に存在していなければならない。

　たとえばアルコール依存症では，街中で毎日飲んでいるという行為自体によって依存症と判断されるわけではなく，逆に飲酒の回数は少なくても，その対象（アルコール）との不本意な付き合い方があり，その結果として本人は困っているものの，「その付き合い方の変え方がわからない」という状態を示す。

　ここで「食べ物」の依存は，前述のとおり対象物を新たに取り入れて「不本意な付き合い」が生じたわけではなく，本人にとって食べ物の位置づけが不本意なかたちに「変化」して生じたことである。ここがアルコールや薬物など他の物質依存，あるいはギャンブルやゲームなどの行動嗜癖と異なるところである。状況としては，ほとんどの人が幼少期より「ほどよい付き合い方」をしていた食べ

物という対象への認識が変化したことで，自らが不自由さや不本意さを感じることにつながっている．よって，その裏側にある背景も，食べ物と同様に幼少期から紡いでいった何らかの事象が変化したことが契機と考えるのが妥当であり，それは多くの場合，対人関係上の葛藤とみざるをえない．

同様に対象への立ち位置が変化して生じた依存としては「ひきこもり」があげられる．両者の合併，つまり「ひきこもりながら，食べ物に執着している」という場面も想像に難くないであろう．よって食べ物にまつわる依存の治療には，「ひきこもらざるをえない」と思い込んでいる人の心的葛藤を連想することも有用と思われる．

とはいえ，食べ物の依存とは物質依存であるから，身体面に対する憂慮は前提にある．たとえば神経性無食欲症（拒食症・AN）における著しい低体重や栄養状態の不良，あるいは神経性大食症（過食症・BN）における電解質異常など，生命の危機に瀕していると判断される場合は入院を要することもある．BMIにおける明確な基準はないが，たとえば最重度の「痩せ」とされる15.0kg/m^{2}以下の場合は，臨床的にも思考力低下など目前の事案への適切な選択に向けての余裕がみられなくなるため，入院管理が妥当と判断されるだろう．

食べ物への衝動と人間関係への強迫的思考に焦点

精神科治療のなかでは食べ物に対する衝動欲求と，人間関係の築き方や価値観に関する強迫的思考に焦点を当てることになる．自分が影響を受けた材料を俯瞰してとらえるべく，親を含めた上の世代の育ちを見つめる過程も含まれる．

Q9で食べ物の依存はさまざまな嗜癖要素のうち「強迫」の傾向が強いと述べた．この強迫，つまり「こだわり」の源は，元来は本人が影響を受けた周囲の評価が，いつのまにか自分で自分をその基準で評価するように，いわば巻き込まれた結果である．

よって，本人にとってのこの「こだわり」以外の価値観は，「獲得する機会に恵まれなかった」または「封印された」ものとして心の奥底に眠っているものである．したがって食べ物の依存の治療は，身体面は「治す」「元に戻す」という言葉が当てはまる一方，精神面では新たな価値観を「創る」または「取り戻す」という視点が必要となる．

新しい価値観を獲得するための戦略

　このように新しい価値観を獲得するためには，従来のセルフヘルプグループといったいわゆる「Recovered Community」だけでなく，依存症ではない人々同士のやりとりを傍で再体験できる「Non-Recovered Community」への参加を併用することも戦略である。後者には公共的なものだけでも，地域活動支援センターや職業訓練，各種就労支援および就労移行施設などがある。

　これら各コミュニティを併行して利用することで，「○○はそうに決まっている」という凝り固まりから，「そうとは限らないかもしれない」という価値観へのアップデートへと誘う戦略がある。

　ちなみに，食べ物の依存のセルフヘルプグループは，現在はほとんどがAN，BNなど従来の摂食障害を前提にしている。今後，食べ物の依存における「FA」の性格がより認知されれば，元来のセルフヘルプグループの位置づけが変化するかもしれない。

「認知バイアス」との関連も考慮

　最後に，「人間が思わず矛盾する認知や行動をとってしまう」ことへの研究を進める行動経済学の言葉を借りると，前述のようなセルフヘルプグループの意義は，人事評価などでよくみられる認知バイアス（偏り・歪み）の1つである自己投影効果（自分の考えと似ている人は評価し，自分の考えと反対な人はより低く見積もってしまう）を逆手にとっているともいえる。

　"損と得では感じ方が異なる"ことを体系化した行動経済学の基礎理論である「プロスペクト理論」や，それに関連して「保有効果」（現在所有しているものはモノ自体の魅力より，それを手放す苦痛が大きくなることに反応が強いこと），「損失回避」（同じものであれば，もらう満足感より失った悔しさのほうが大きいという理論），「現状維持バイアス」（現状を変えることによる不利益のほうが，利益よりも大きいと思いがちなこと）として示されるような認知の歪みの短絡的な解消プロセスは，傍からみれば本人の目指す理想とは正反対の結果をもたらす。

　しかし，これら一見ご都合主義のうがった解消法は，アルコールや薬物依存の患者などで臨床的に十分見受けられることは想像できるだろう。FAという状

態が薬物依存に近似する病態も示す点に留意すれば，今後このような認知バイアスと神経薬理学的な関係を見出すこともできるかもしれないことを付け加えておく。

Q11 治療中に気をつけなければならないことは？

A 食べ物への依存では，とくに若年期の対人関係の影響が無視できません。したがって，過去の体験から「本人はいま周囲をどのように感じているか」を慮ることが，具体的な提案を考えるうえで重要なポイントです。

援助者自身が「患者からどうみられているか」を意識する

　医療は得てして，援助者側が患者をいかに多様な視点で評価していかが問われる。たとえば食べ物の依存であれば，現在の身体的脆弱性や食べ物に対するこだわり，あるいはそれに紐付く盗癖や家族への暴力や暴言など，食べ物の依存を継続するために派生した嗜癖行動の評価なども患者を診る視点として考えられる。

　しかし一方で，依存症とは心的葛藤の解消プロセスの1つである。とくに食べ物への依存は若年発症が多く，とくに「援助者側が患者本人からどのようにみられているか」を意識することが望まれる。

　本人の食べ物へのこだわりの強さは，まるで「時が止まっている状態」にもみえる。ここで援助者側がもつ「改善への手助け」の立場のみで取り組もうとすると，得てして本人の強迫性に巻き込まれる。たとえば，その変わらない価値観や状態に業を煮やし，しだいに忸怩たる思いや罪悪感に駆られ，ついには援助者自身がなるべく早くその葛藤を取り除きたい気持ちに駆られる。そうなると，援助者側は自らの「正当性」を主張しはじめ，ますます本人とかみ合わなくなってしまうのである。

「また○○させられる」と感じ，拒絶や不信感に

　このような前提のもと，臨床で患者と対峙する際に最も憂慮する場面は「被り」であろう。それまでの人間関係上の経験から，「また○○のときと同じことをさせられている」と感じると，拒絶・不信感，さらには自傷行為にもつながる。

　一方で，「これはまずいのではないか」と援助者側が感じても，本人にとっての"地雷"にならないこともある。これこそまさに援助者側の物差しで測った想定であり，本人にとってそれは「被らなかった体験」なのである。

　このように依存症の人の反応はまるでアレルギー反応のようであり，感化されていることには大きく反応するが，これまで経験していない事象には予想に反して反応しないことがある。よって，先回りすることなく本人の価値観をみつめていくことが必要である。

「伸るか反るか」という提案はしない

　とはいえ，実際の臨床では，この「相手がどうみているか」という視点に一貫性をもたせるために，従来とは違った「解釈の一致」が必要となる。そのためによく現場でみられる評価は，教育現場の指標をそのまま用いることである。これはたとえば治療の妥当性を評価する際に，「この人（先生）が言ったら，本人が言うことをきいたから」という理由で高い評価に落ち着くということである。

　この際，実は本人は過去の体験から，「この人（先生）を怖がって，黙って従っている」ことは多分に生じうる。よって一見治療が進んでいるようにみえても，その妥当性を正しく評価するには，「複数の選択肢から選んだかどうか」が重要になる。1つの選択肢を与えて「伸るか反るか」という提示は，本人にとっては「従うか従わないか」という過去の強制体験を再度突き付けられていることにほかならない。

　よしんばそうでないとしても，選択肢のない提案をし続けていると，援助者側もこの過程に慣れてしまう。それでも援助者側の参照点からみると，本人の行動が以前より変化しているようにみえるので，結果のみを評価ととらえ，重要なポイントをとらえられないまま流れてしまうことがある。

　まして，患者本人が援助者側に嫌われるのを怖がって発した「先生の言うよ

うにやってください」というような言葉をまともに受け取って単一提示を繰り返すようなことになれば，だんだんと本人に鬱憤がたまって，ある日感情の爆発を引き起こすことにもなりかねない．

最善策だけでなく，ときには「選ばれない選択肢」も重要

　本人にとって「辛い」体験とみなされる共通項は，得てしてその体験が強制的であり，「選択肢がなかったこと」である．よって新たな価値観の創出を促す過程では，「複数の選択肢から自分で選ばせる」というプロセスが必要となる．そのためには，ときには援助者側は比較対象や"おとり効果"をねらって，わざと「選ばれない選択肢」を当て馬として提示しなければならないこともある．

　医療者（とくに医師）は「最善策を事前に吟味してから提示する」ということが評価基準と考えがちなため，このように並列提示から選ばせることについては，むしろ治療チーム内のコンセンサスが必要となるだろう．

　現在の依存症の治療は従来の「元に戻す」ではなく「創る」こと，すなわち新たな価値を生み出していく方向にシフトしている．依存症とは，「手持ちの価値観で不都合を生じ，それを瞬時に解消するために対象物質や行動を使っている」という状態であるから，依存症の対象との付き合い方の変化は，新たな考え方や価値観との交換になるといってもよい．したがって従来の医学モデルだけではなく，前項で述べた行動経済学やマーケティング理論など，「人は実は一貫性のない，矛盾した行動を選ぶ」という視点に立った別分野の学問との融合も，今後はなされていくだろう．

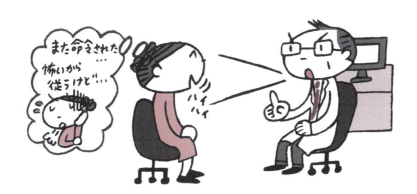

Q12 拒食と過食を繰り返す患者さんへの対応はどうすればいいでしょうか？

A 食行動の変化自体に感化されず，いわば波の一環としてとらえます。食行動に象徴されている本人の葛藤をふまえながら，見失っている考え方を取り戻したり，新たな価値観を獲得することで，日常の行動や思考を自ら「選択」できることを目指します。

繰り返しによって「バランスをとっている」という見方も

まず拒食の目的には，次のような「絶望感」がみられる。
① （他の要素は考慮されず）容姿で自分のほとんどが判断されてしまう絶望感
② 食べないこと，あるいは食べ物にこだわっている姿以外に，注目を浴びる手段を想像できないという絶望感
③ 「取り入れる」こと自体への絶望感が食べ物に派生（性被害体験の可能性）

前述のように摂食障害は，おおむね対人関係上の葛藤の裏返しである。意思が導き出せず，選択肢のない強制感の強い暮らしのなかで，拒食と体重減少が本人自ら導いた数少ない成功体験となり，結果その後も拒食にたびたびこだわることになる。

過食に転化後は，場合により嘔吐や下剤の代償行動で折り合いを試みるが，これにより「曲がりなりにも」自分をコントロールしているという感覚を得ることができる。過食を経験した後の拒食では，過食の時の想いと比較して新たに拒食を決意しているため，「痩せ願望」以外の想いを述べることもある。過食と拒食を繰り返す状態は，その視覚的変化に振り回される感もあるが，全体としては「本人がバランスをとっている」状態とみなすこともできる。

「ほどよい波」として逆手にとり，本人の葛藤を探る

食行動自体に焦点を当て続けると，本人は想定以上に周囲を巻き込む「加害者」となる。これにより罪悪感を励起させられ，それ自体が次の異常な食行動のトリガーとなってしまう。食行動の異常は心的葛藤の解消が目的であり，本人が

本当に見据えたいものは，「○○は××に決まっている」とひたすら思い込む癖からの脱却である。よって拒食と過食の繰り返しは，むしろ2つの手段を使い分けられていると解釈すべきである。

こと食べ物の依存では，他の依存症と違い対象物との付き合い自体を「なくしてしまう」ことができず，最初から「ほどよさ」を目指すことになる。過食と拒食の交代現象を「ほどよい波」として逆手にとり，援助者側が前述（**Q11**）の「自分が患者にとってどのように映るか」と，過去との「被り」を慮りながら接していくことで，本人の葛藤はみえてくる。

一方，本人が食行動自体に悩んで焦点化する場合には，前述（**Q10**）の行動経済学の視点（たとえば「サンクコスト※1」や「ヒューリスティック※2」など）を用いて一般化し，誰にでも起こる事象として逆に流してしまうこともできる。

罪悪感励起が少ない状態であれば，食べ物との付き合い方をあえて見据える目的で認知行動療法が用いられることもある。また「ハームリダクション」が，食べ物の依存に応用されるようになるかもしれない。

実際の指導例

とはいえ，拒食で電解質異常や栄養不良の患者に必要に駆られて摂食を促す場面もあるだろう。最後に，参考までに実際の指導例を述べる。

医師 このままだと体がもたなくなるから，食べてくれるといいんだけどな。
患者 ……。
医師 はっ，こんなこと言ったら，先生もあなたのお母さんと同じことをやってしまっているな。うーん，どうしたらいいだろう，ごめんごめん。
患者 そんなことないってば。
医師 いや，そんなことあるって。
患者 ちがうってば。先生はお母さんとは違うでしょ。
医師 そう？　それでいいのかなぁ。ありがとう。んー，じゃあ点滴2本だけ打たせてくれる？
患者 わかった。
医師 悪いなぁ。

（東北会病院・石川達院長，スーパーバイズ2001年より引用）

上記のやりとりでは，最初に摂食を促し，対人関係の解釈を入れてから，次に摂食より本人にとって受け入れやすい提案を述べている（ドア・イン・ザ・フェイス[※3]）。

　医師が悩む（場合によってはそのふりをする）姿は，あらかじめ入手している「悩むと感情を抑えられなくなる母親像」とは被らないため，話し合いを拒否するトリガーとはならない。また最後のセリフも，本人が家族からこのように謝られた経験は少ないため，罪悪感を感化されることもない。

　このように援助者側の考え方だけではなく，あくまで本人の体験に照らし合わせて戦略をつくる必要がある。

※1　サンクコスト（埋没費用）
すでに支払っており，戻ってくることのないお金にとらわれるあまり，「払った分は取り戻したい」「もったいない」「せっかく」という意識から，成功しないことにさらにつぎ込んでしまう行動。コンコルドの誤謬ともいう。

※2　ヒューリスティック（heuristics）
問題解決のために意思決定の際に，簡単でわかりやすい方法をとりたがる様子を示す。自分の行動を支持するまたは安心できる情報だけを集めたがる「確証ヒューリスティック」，典型例だけを考えて重要ととらえてしまう「代表性ヒューリスティック」，よく入ってくる情報ほど起こりやすいと勘違いする「利用可能性ヒューリスティック」などがある。

※3　ドア・イン・ザ・フェイス
最初に高いレベルの申し出をし，わざと最初に断らせた後に，最初より受け入れやすい提案をする手段。相手はいったん「断った」という申し訳なさに駆られているので，次の提案は「それならば」と受け入れやすい傾向があるとされる。

Q13　専門施設の探し方や紹介の方法も含めて，専門医療について教えてください。

A　依存症（嗜癖）を扱う精神科病院・クリニックが相談の入口になりやすいです。また，自助グループをはじめとする各種の援助団体もさまざまな相談業務をしています。精神保健センターや摂食障害支援を行う公的機関・団体のホームページも参考にできます。

　日本での依存症の治療は「アルコール依存症」の治療から始まり，しだいに薬物依存症や，食べ物依存（従来型の摂食障害）など，まずは身体的に影響を及ぼす依存症から派生した経緯がある。したがって，元来アルコール依存症を取り

扱う専門病院では，摂食障害の自助グループや，さまざまな関連コミュニティへのネットワークを保有していることが多い。

また，「日本アノレキシア（拒食症）・ブリミア（過食症）協会（NABA）」（http://naba1987.web.fc2.com/）など，ホームページなどで門戸を開いている団体もある。

一方，日本全国に存在する摂食障害の自助グループは，秘密保持の意味もありホームページを作成しているところはあまり見受けられないが，各地の精神保健センターや上記のような依存症関係に詳しい精神科病院，精神科・心療内科クリニックで自助グループに関する資料をみつけることが可能である。

なお，近年では食べ物依存・摂食障害に関するさまざまな公的機関や学会・団体がホームページで情報を公開するようになっている。代表的なものとしては，2014（平成26）年より厚生労働省が開始した摂食障害治療支援を統括した「摂食障害全国基幹センター」（https://www.ncnp.go.jp/nimh/shinshin/edcenter/）や，「日本摂食障害学会」（http://www.jsed.org/）などがあげられる。

文献

1) World Health Organization (WHO): The ICD-10 Classification of Mental and Behavioural Disorders; Clinical description and diagnostic guidelines. 1992. (融道男，他 監訳：ICD-10 精神および行動の障害――臨床記述と診断ガイドライン．医学書院，1993.)
2) American Psychiatric Association (APA): Diagnostic Statistical Manual of Mental Disorders, 4th ed, Text Revision, 2000. (高橋三郎，他 監訳：DSM-Ⅳ-TR 精神疾患の診断・統計マニュアル（新訂版）．医学書院，2002.)
3) Imperatori C, et al: Riv Psichiatr, 51(2): 60-65, 2016.
4) American Psychiatric Association (APA): Diagnostic Statistical Manual of Mental Disorders, 5th ed, 2013. (日本精神神経学会監, 高橋三郎，他 監訳：DSM-5 精神疾患の診断・統計マニュアル．医学書院，2014.)
5) Gearhardt AN: Curr Drug Abuse Rev, 4(3): 201-207, 2011.
6) 厚生労働省：摂食障害（みんなのメンタルヘルス総合サイト）．
https://www.mhlw.go.jp/kokoro/speciality/detail_eat.html （2018年7月閲覧）
7) Gearhardt AN, et al: Psychol Addict Behav, 30(1): 113-121, 2016.
8) Gearhardt AN, et al: Eat Behav, 14(4): 508-512, 2013.
9) 厚生労働省：身体状況及び生活習慣などの状況．平成19年国民健康・栄養調査報告，2008．
https://www.mhlw.go.jp/bunya/kenkou/eiyou09/dl/01-kekka-02.pdf （2018年7月閲覧）
10) マッテオ・モッテルリーニ（泉紀子訳）：経済は感情で動く――はじめての行動経済学．紀伊國屋書店，2008．
11) リチャード・セイラー（篠原勝訳）：セイラー教授の行動経済学入門．ダイヤモンド社，2007．
12) ハワード・S・ダンフォード：ポケット図解 行動経済学の基本がわかる本．秀和システム，2013．
13) 佐藤義則：ドリルを売るなら穴を売れ．青春出版社，2006．
14) マッテオ・モッテルリーニ（泉紀子訳）：世界は感情で動く――行動経済学からみた脳のトラップ．紀伊國屋書店，2009．

part 8 性依存

原田隆之

Q1 ▶ 性依存とはどんな病態ですか？

A 性的行動に対するコントロールを喪失し，家族・対人関係上の問題，社会問題などに至るようになった状態です。疾患として認められているものもあれば，そうでないものもあり，多様な病態を含みます。

物質依存や他の行動嗜癖同様，性依存も性的刺激への反復的曝露によって，脳内の報酬系が過剰に反応するようになった状態である[1]。性的依存には多様な病態が含まれ，性的対象や性的快感を得るための手段が逸脱したもの（パラフィリア），性犯罪となるもの，性的欲求が過剰で，数多くの性的パートナーとの性的行動，性風俗店やアダルトサイトなどの過剰な利用などがある。また，これらは相互に重複する場合もある（**図1**）。

病態

ICD-10では「性嗜好の障害」（パラフィリア）が，性依存に最も近い疾患である。そこには，性的対象の異常として，フェティシズム，小児性愛などが含まれている。また，性的満足を得るための方法の異常として，露出症，窃視症（のぞき，盗撮），サドマゾヒズムなどがある。しかし，これらのすべてが性依存であるとは限らない。性依存とされるためには，右頁に述べる症状を含まなければならない。

また，近年「ハイパーセクシャル障害」という疾患概念が提唱されている。これは過剰な性的欲求ゆえに，多数の性的パートナーと性行為をもつ，ポルノ，アダルトサイト，性風俗店等を過剰に利用する，過剰なマスターベーションを行うなどの病態がみられる[2]。

図1 性的アディクションとその類似概念の関連

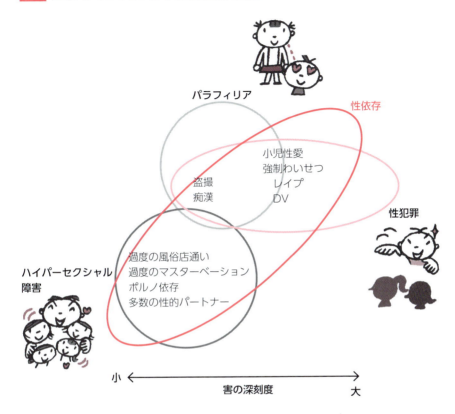

特有な症状

- 渇望・とらわれ：特定の性的行動をしたいという強迫的な欲求を抱いている。また，常に性的とらわれ，ファンタジーを抱いている。
- コントロール障害：その行動をしてはいけない，やめたいとわかっていても，抵抗できない。その行動がネガティブな結果（逮捕，解雇，離婚など）を招いたとしても，その行動を繰り返してしまう。
- 頻度の増大：物質依存でいうと耐性に当たる症状であり，その行動の頻度が増大する。多くの時間を性的行動とその準備に費やす。
- 性的行動が重大な心理・社会的問題を引き起こしている。

Q2 ▶ 性依存が起こる背景にはどんな原因が考えられますか？

A 性依存の背景に対する研究は少なく，多くのことはまだわかっていませんが，ほかの依存と同様，生物学的要因と社会心理学的要因の相互作用の結果とみるべきです。一番大きな要因として考えられるのは，不安やストレスなどへの脆弱性とそれに対するコーピングの欠如です。

一般的な印象とは違って，性依存患者は必ずしも性的欲求が過剰であるとは限らない。また，もっぱら性的快楽追求のために，問題となる行動を反復しているわけでもない。その障害の中核は，ネガティブな心的状態へのコーピングとして性的行動を用いている状態と理解すべきである[3]。

生物学的要因[4]

- 神経生理学的メカニズムとしては，同一の性的刺激に反復的に曝露されたことによって，その刺激に脳内の報酬系（ドパミン系）が過敏に反応するようになったことが原因の1つとして考えられる。
- 強迫的あるいは衝動的な性的行動の背景としては，セロトニン系の異常が想定されている。

心理学的要因

- 依存症の認知行動モデルによると，一般に依存症はコーピングの障害と考えられており，性依存も例外ではない。
- 依存症への心理学的な脆弱性としては，ネガティブな心的状態に陥りやすいこと，そうした状態に対するコーピングのレパートリーが乏しいことなどがあげられる。
- 学習理論によれば，性的行動によって一時的にネガティブな心的状態が緩和されることを学習することが依存症の基本的なメカニズムである（性的快感による正の強化，不快な心的状態の消失による負の強化）。

- その他のパーソナリティ要因としては，自信欠如，共感性欠如，衝動性，対人スキルの欠如，女性へのゆがんだ認知などがあげられる。

環境的要因

環境的要因としては，以下のようなものが多い。
- 過度の飲酒（酩酊）
- 失業
- パートナーとの喧嘩
- アダルトサイトなど性的刺激への曝露

Q3 ▶ 性依存の何が問題なのでしょうか？

A 最大の問題は，犯罪との関連です。性依存とは犯罪との関連が大きく，性犯罪は被害者に計り知れないインパクトを与えるうえ，大きな社会不安をまねきます。また，家庭崩壊などをまねく場合や，性感染症のリスクが増大するおそれも考えられます。

性依存のすべてが犯罪であるわけではない。しかし，性嗜好障害に分類される小児性愛，窃視症（のぞき，盗撮）などは犯罪である。わが国で最も多い性犯罪は，電車等での痴漢行為であるが，これは窃触症（frotteurism）とも呼ばれる[5]。フェティシズムは，しばしば下着，制服，靴などの窃盗に至ることも多い。これら性犯罪は，程度の差はさまざまであっても，被害者の心身に計り知れない大きな悪影響を与えることはいうまでもない。とりわけ問題なのは，暴力的な性被害や子どもに対する性被害である。

「こうした性犯罪は刑事司法の問題であって，医療の問題ではない」と考えることは誤りである。性依存であれば，刑罰だけで再犯を防ぐことは不可能であり，効果的な再犯防止のためには，刑罰に加えて治療が必須である[6]。

その他の問題

- わが国では，被害者支援が立ち遅れている。とくに，性犯罪の被害者は，周囲に相談することができず，問題を抱え込んでしまいやすい。
- いわゆる「出会い系サイト」「援助交際」などによって，未成年の性被害をもたらすリスクがある。
- 性依存患者の約10％が，性的問題を理由に離婚に至っている[7]。配偶者や子どもにとっては，夫が性犯罪で逮捕されたり，不倫などが発覚したりすることは，家庭崩壊につながるうえ，「性加害者の家族」に対する支援は，大きく立ち遅れている。
- 複数の性的パートナーと性行動をもったり，性風俗店を過剰に利用したりすることは，性感染症のリスクが増大する。

Q4 ▶ 国内外ではどれくらいの患者がいるのでしょうか？

A 海外の調査では，有病率は人口の3〜10％程度だと見積もられており，ほとんどが男性です[8)9)]。わが国では疫学調査はほぼ皆無ですが，犯罪統計では毎年5,000人ほどが痴漢で逮捕されているほか，強姦や強制わいせつでは，約8,000人が逮捕されています[10]。

性依存の問題を有していても，逮捕や離婚危機などよほど大きな問題に至らない限り，治療を求めることは少ない。さらに，性はきわめてプライベートな問題であるため，調査においても正直に回答しているとは限らない。このような問題の性質ゆえに，正確な患者数の把握は非常に困難である。

犯罪統計

警察白書や犯罪白書のような公式統計においても，性犯罪は暗数が非常に多いといわれている。それは，事件が発覚しづらいうえ，被害者のほうも被害を

届けたがらないという一面があるからである。

　わが国で最も多い性犯罪は電車内等での痴漢であるが、その多くはいわゆる「公衆迷惑条例違反」として立件されている。ただし、西洋諸国においては痴漢（窃触症）は非常にまれであり、痴漢がこれだけ大きな社会問題になっているのは、わが国くらいである。そのほかには、強姦で約1,000人、強制わいせつで約7,000人、露出で約3,000人が毎年逮捕されている[10]。

再犯率

　一般に性犯罪の再犯率は高くない。窃盗や覚せい剤取締法違反の再犯率が約30％であるのに対し、性犯罪の再犯率は数％である[10]。とはいえ、性依存であると診断された者は、やはりその性的問題行動を反復しやすいことは当然のことである。専門医療機関を受診した性依存症患者399名を対象に調査したところ、逮捕歴がない者は67名（16.8％）、1～3回202名（50.6％）、4回以上75名（18.8％）であった（残りは不明）[11]。

Q5 ▶ 患者の年齢分布は？

A　多くは18歳以前に発症し、症状のピークは30～40代だとされています[8]。わが国の調査でも、最も多いのは30代で39％、次いで40代30％、20代21％などとなっており、残りの世代はそれぞれ数％程度です[11]。

　性依存は生物学的には男性ホルモン（androgen）の作用と大きな関連があるため、思春期に性的にアクティブになり、その後さまざまな性的体験を経た20代以降に発症が多くなる。とはいえ、その問題が法執行機関に認知されたり、本人や家族が医療機関を受診したりするのは、問題が深刻化した後であるため、データでは30～40代の患者が最も多いという結果になっている[11]。その一方、50代以降になると徐々に症状が消失し、患者数も少なくなっていく（**図2**）。

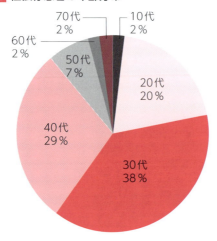

図2 性依存患者の年齢分布

年齢と再発リスク

ここで注意すべきは，患者の年齢と再発リスクの関連である。性犯罪者の場合，以下のことがわかっている。
- 35歳までは，再犯リスクが高い。
- 40歳を過ぎるとリスクが下降し始め，60歳を超えると格段に低くなる[12]。
- 発症年齢も再発リスクと大きな関連があり，発症が1歳早くなるごとに再犯リスクは2％増加する[7]。

Q6 ▶ 性犯罪との関連はあるのでしょうか？

A 性依存のすべてが犯罪ではありませんが，これまで述べてきたとおり，一部の性依存は，性犯罪とのかかわりの深さが問題です。相手の同意を伴わない性行為や暴力的な性行為などは，当然のことながら犯罪です。

Q1で述べたとおり，性依存は厳密な医学的概念ではなく，その概念のなかには，

性犯罪であるもの（強姦，強制わいせつ，小児性愛，痴漢，盗撮など），性犯罪でないもの（多数のパートナーとの性行為，ポルノ，アダルトサイト，性風俗店などの過剰な利用）が含まれる。

　いうまでもなく，性依存のうち性犯罪に該当するものは，社会的にも大きな問題であり，その治療や再犯防止は重要な課題である。当然のことながら，犯罪であれば法に従って処罰を受けるべきであるが，「効果的な再犯防止のためには治療が不可欠である」との確固たるエビデンスがあり，治療によって再犯率は10〜30％ほど低下する[13]。一方，厳罰化やGPSなどの抑止的方法には再犯抑止効果はない[14]。

性の多様性と性の異常

　人間の性行動は多様であり，何が正常で何が逸脱かを一概に決められるものではなく，時代や文化的背景によってもその判断は大きく異なる。たとえば，かつて同性愛が精神障害とされていた時代があったし，イスラム社会では現代でも不倫は犯罪である。

　しかし，時代や文化は異なっても，相手の同意を得ない性行為（強姦，強制わいせつ，小児性愛，痴漢，盗撮）や暴力を伴う性行為（強姦，強制わいせつ，DV）などは逸脱であり，犯罪であるとみなされるべきである。

性犯罪と文化・社会的背景

　性行動は，文化・社会的要因の影響を受けやすく，性犯罪もその例外ではない。
　欧米諸国では，強姦，小児性愛などが問題となっているのに対し，わが国で最も多い性犯罪は電車内等での痴漢や盗撮である。とくに，痴漢はわが国特有の性犯罪といっても過言ではなく，それは多くの人々が超満員電車で通勤していること，被害者の大多数が被害に遭っても声をあげにくいことなど，わが国の文化・社会的要因が大きく影響している[15]。さらに，直接は犯罪との関連がない場合もあるが，出会い系サイトや多様な性風俗店の氾濫などもわが国特有の状況であるといえる。

Q7 受診に結びつけるための対策は？

A まずは何をおいても治療機関を増やすこと，性依存が病気であるとの理解を広めることが社会的な喫緊の課題です．本人に対する課題としては，治療意欲が低い場合，家族や弁護士と協働しての働きかけが重要なポイントとなります．

性依存は，患者本人の受診意欲が低いことに加え，対応できる医療機関がほとんどないことが大きな問題である．したがって，本人側の治療意欲を高めることと併せて，医療者側の意識改革や治療機関の整備が重要である．

医療者側のパラダイム転換

性依存は犯罪との結びつきの強さや，性的問題に対する社会的なタブーの存在ゆえに，医療の問題としてとらえられていない．本人が医療機関を受診したとしても，「刑事司法の問題だ」と門前払いになったり，治療者側のノウハウの欠如によって不適切な治療を受けたりすることも少なくない．したがって，受診に結びつける前に，安心して受診できる適切な医療機関の整備や，治療者側の意識改革や研修が必須である．つまり，「処罰に加えて治療を」というパラダイム転換である[15]．

犯罪である場合は，司法的な対処をすべきことは当然であるが，それだけでは再発・再犯の抑制はできない．したがって，処罰だけでなく治療というオプションを追加する必要がある．実刑になった場合は，刑事施設内での「再犯防止プログラム」があり，これはすでに実施されている．一方，罰金，執行猶予などとなった場合は，現在のところ社会内に適切な治療インフラが圧倒的に不足している．

家族や弁護士を通じた働きかけ

本人よりも家族や弁護士など，周囲の人々が問題を深刻に考え，医療機関への受診を模索することが多い．その場合，家族や弁護士などには，以下のよう

な情報を提供し，本人に受診を働きかけることが望ましい。
- 性依存は病気であり，適切な治療を受けることで改善できる。
- 自力で「意志の力」に頼っていては，克服は困難である。
- 医療機関では専門家による治療を受けることができ，決して責め立てたり，恥ずかしい思いをさせたりすることはない。
- 治療では，同じような問題を抱えている人々と支え合って問題の克服に向けて努力をすることができる。

Q8 ▶ 診断のポイントは？

A 基本的にはICD-10の「物質使用による障害」に関する診断基準を援用したり，「性嗜好の障害」の診断基準を用いて診断することが妥当です。加えて，性犯罪の場合は，Static-99[16]などの適切な再犯リスクアセスメント・ツールを用いることが推奨されます。

性依存症は正式な疾患名ではないため，正式な診断基準が存在しない。したがって，現時点では，ICD-10の性嗜好の障害や物質使用による障害の診断基準などを援用して診断することが適切であり，その中核症状は，コントロールの障害とさまざまな臨床的・社会的な問題をまねいているかどうかという点である（**Q1参照**）。

性嗜好障害の診断

性嗜好の障害の診断基準は，主として以下のとおりである。
- 一般的でない対象（物，子ども，同意のない相手など）や行動に対して反復的な強い性的渇望やファンタジー。
- 当人または周囲の人々に心理的な苦痛や問題を引き起こしている。
- 具体的な疾患としては，フェティシズム，露出症，窃視症，小児性愛，サドマゾヒズムなどがある。

- わが国で最も多い窃触症は，ICD-10にはあげられていないが，DSM-5にはリストアップされている[5]。

性犯罪再犯リスクの診断

性犯罪の場合，正確な再犯リスクの診断が必要である。構造化されていない臨床面接や主観的な印象で診断すべきではなく，構造化された保険数理的リスクアセスメント・ツールを用いるべきである。前者の予測精度はチャンスレベルを超えないのに対し，後者は80％ほどである[16]。世界で最も広く用いられているのは，Static-99というツールであり[16]，日本語版も開発されている[7]。その主な項目は，以下のようなものがあり，当てはまるものが多いほど再犯リスクが高くなる。

- 25歳未満である
- 恋人との同居歴がない
- 性犯罪の前歴がある
- 性犯罪以外の粗暴犯罪歴がある
- 血縁のない被害者がいる
- 顔なじみでない被害者がいる

Q9 ▶ 治療はどのように進めますか？

A 最も効果があるのは，認知行動療法です。なかでも，問題となる性行動の引き金となるものを特定し，それらに対するコーピング訓練を行う「リラプス・プリベンション」というアプローチが最も広く用いられています[17]。

リラプス・プリベンションは，元来アルコール依存症の治療として開発された認知行動療法に基づく治療モデルであるが，現在は薬物依存，禁煙支援，ギャンブル依存，過食などの依存症治療に幅広く用いられており，エビデンスも蓄積されている。性依存については，とくに性犯罪の治療に対して西洋諸国を中

心に幅広く用いられている。

リラプス・プリベンションの実際

　リラプス・プリベンションの中核は，性的問題行動の引き金の同定とそれに対するコーピングスキルの訓練である。以下に，痴漢行為へのリラプス・プリベンションの例をあげる。

- 共通する引き金には，満員電車，飲酒，陰性感情，ストレスなどがある。ただし，引き金は人によって異なるので，過去の行動を振り返りながら，綿密にリストアップする。
- 次に，その引き金にどう対処するかについて，代替行動を考えたり，対処スキル訓練を行ったりする。たとえば，引き金が満員電車であれば，電車通勤をやめて車で通勤する，会社の近くに引っ越す，始発駅まで行って座って乗れるようにする，音楽を聴きながら乗る，などの方法が考えられる。
- これらを治療者側からの押しつけではなく，患者との共同作業で考え，実行を促す。
- 陰性感情やストレスに対しては，リラクセーション，ストレス・マネジメント訓練，認知再構成などを実施する。
- このほか，生活スケジュールの策定，セルフモニタリング，アンガーマネジメント，対人スキル訓練など，本人の治療ニーズに合わせて多様な治療要素を組み込んでいく[6]。
- リラプス・プリベンションを中心とする認知行動療法についてのメタアナリシスは，再犯率をおおむね10～30％抑制するとの結果で一致している[13]。

その他の治療方法

- 薬物療法としては，抗アンドロゲン薬，抗うつ剤（SSRI）にエビデンスがあるが[18]，脆弱なデザインの研究が多く，エビデンスの質は高いとはいえない[19]。
- 性依存や性犯罪者の自助グループもいくつかあるので，そうしたグループへの参加を勧めるのもよい（**Q11参照**）。
- 家族も本人の性問題によって，大きな心理的問題を抱えている場合があるので，その際は家族療法やトラウマケアなどが必要である。

Q10 ▶ 治療中に気をつけなければならないことは？

A 最も気をつけるべきは，再犯・再発です．とくに性犯罪の場合は，再犯の防止が最重要課題です．また，別の依存（アルコール，処方薬，インターネット，ギャンブル）に症状がとって代わることのないよう注意が必要です．

ほかの依存症と異なり，性依存（性犯罪）の場合は，直接的な被害者が出る可能性があることが最大の問題である．したがって，再犯・再発がないように万全の注意をはらう必要がある．具体的には，再発の兆候に本人が敏感になれるように，治療のなかで訓練する必要がある．

再発の兆候

再発の主な兆候には以下のようなものがある．

- 行動の変化：スケジュールどおり行動しなくなる，一人になりたがる，連絡がとれない時間が増える，帰宅が遅くなる，嘘が増えるなど．
- 思考の変化：「1回くらいはいいだろう」「見つからなければいいだろう」「これくらいは再発とはいえない」などの思考や言い訳が増える．
- 感情の鬱積：うつ，不安，イライラ，ストレスなど．また，うつ病などの併存疾患をもっている者も多い．
- これらは本人にしかわからないものが多いので，毎日寝る前などにこのような変化が生じていないかを振り返ったうえで，カレンダーや手帳に○△×印をつける，あるいは青黄赤のシールを貼るなどして，セルフモニタリングするように指導する．
- △印や黄色シールが続いたときは，治

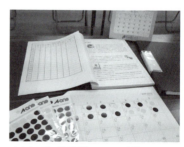

カレンダーや手帳にシールを貼ることでセルフモニタリングを指導する

療のなかで対応策を話し合ったり，家族と話し合ったりするようにし，厳密な生活スケジュールを立てる。

Q11 専門施設の探し方や紹介の方法も含めて，専門医療について教えてください。

A 残念ながら，わが国に性依存の専門施設はほとんどありません。首都圏や関西にわずかな専門クリニックがあるくらいです。また，刑務所や保護観察所では「性犯罪者再犯防止プログラム」が実施されています。

性依存の治療は，医療機関に先立って，刑事施設（刑務所）で発展してきた。刑務所や保護観察所では，性犯罪再犯防止プログラムの受講の対象となる。一方，医療機関では先述のとおり専門的な性犯罪治療を行っているところが限られている。

専門施設の紹介

一般的には保健所，精神保健福祉センターなどで専門施設の紹介を受けたり，全国の依存症拠点病院などに相談するなどの方法が考えられるが，依存症の専門家がいる医療機関においてすら，性依存の専門家は皆無といってよい状況である。以下に専門的な性依存治療プログラムを実施している医療機関および自助グループをあげる。

①**医療機関**
- 医療法人社団榎会 榎本クリニック（東京都豊島区）
  http://www.enomoto-clinic.jp
- 医療法人社団祐和会 大石クリニック（神奈川県横浜市）
  http://www.ohishi-clinic.or.jp

②**自助グループ**
- 無名の性依存症者の集まり（SA-JAPAN）

http://www.sa-japan.org/index.html
- エサノン(S-Anon Japan)
  https://sites.google.com/site/sanonjapan/home

文献

1) Goodman A: Biochem Pharmacol, 75: 266-322, 2008.
2) Kafka MP: Arch Sex Behav, 39: 377-400, 2010.
3) Kor A, et al: Sex Addict Compulsivity, 20(1-2): 27-47, 2013.
4) Goodman A: Biochemical Pharm, 75(1), 2008.
5) American Psychiatric Association: Diagnostic and Statistical Manual of Mental Disorders. 5th ed, American Psychiatric Association, 2013.
6) 原田隆之:外来精神医療, 13(2):38-43, 2013.
7) Harada T: The effectiveness of community-based cognitive-behavioral therapy for sexual addictions. University of Tokyo, PhD thesis, 2017.
8) Sussman S, et al: Eval Health Prof, 34(1): 3-56, 2011.
9) Langstrom N, et al: Arch Sex Behav, 35: 37-52, 2006.
10) 法務省総合研究所:平成28年版犯罪白書. 日経印刷, 2016.
11) 北條正順ほか:性とこころ, 6(2):124-131, 2014.
12) Helms L, et al: J Res Treat, 24(1): 64-101, 2012.
13) Loesel F, et al: J Exp Crim, 1: 117-146, 2005.
14) Bonta J, et al: The Psychology of Criminal Conduct. 6th ed, Routledge, 2016.
15) 原田隆之:入門犯罪心理学. ちくま新書, 2015.
16) Hanson, et al: Law Human Behav, 24(1): 119-136, 2000.
17) Marlatt GA, et al (eds): Relapse Prevention; Maintenance Strategies in the Treatment of Addictive Behaviors. 2nd ed, Guilford Press, 2005.
18) Rosenburg KP, et al: J Sex Marital Ther, 40(2): 77-91, 2014.
19) Guay DRP: Clin Ther, 31(1): 1-31, 2009.

COLUMN

真栄里仁

こんな人は依存症になりやすい

　同じように飲酒しても，たばこを吸っても，あるいは他の依存性薬物を使用しても，なぜ依存症になる人とならない人に分かれるのだろうか。

　その一番の理由は遺伝である。たとえば，アルコール依存症では発症要因の6割が遺伝と推計されている。それ以外の要素として精神疾患の合併があげられ，実際に精神疾患のある群の28.9％に物質使用障害が合併し，ない群（13.2％）とのオッズ比は2.7倍となっている。他にも，男性，依存性薬物開始年齢が早い群（飲酒開始年齢が早いとアルコール依存症リスク大），特定の職業（肉体労働者や失業者にアルコール依存症が多い），低学歴（低～中学歴男性では重度のマリファナ使用が多い）などに依存症や関連問題の発生率が高いことが報告されている。

　一方で，これらの要素と依存症との因果関係については慎重な解釈が必要である。たとえば依存症と精神疾患の合併例では精神疾患の後に依存症となる割合が多く，苦痛を和らげる自己治療として依存性薬物を使用しているうちに依存症になることが多いと考えられている。逆に失業者の依存症では，失業する以前から依存症がみられることが多く，依存症は失業の原因であることを示唆している。

　このように依存と特定の集団との因果関係については多様で明確でない点も多いが，遺伝の影響に加えて健康面で問題を有する群や，特定の社会的背景をもつ集団では，依存症のリスクに留意する必要がある。

文献

1) Regier DA, et al: JAMA, 264(19): 2511-2518, 1990.
2) Hemmingsson T, et al: Scand J Work Environ Health, 27(6): 412-419, 2001.
3) Teixidó-Compañó E, et al: Differences between men and women in substance use; the role of educational level and employment status. Gac Sanit, 2017.

part 9 買い物依存

大石雅之

Q1 ▶ 買い物依存とはどんな病態ですか？

A 買い物依存とは，過度な買い物行動によって生活に支障をきたしている病態です。過度な買い物行動は，さまざまな問題によって生じる症状であるため，買い物依存の症状なのか，あるいはそれ以外の問題によって生じている症状なのかを見極めることが大切になります。

買い物依存の特徴

買い物依存はCompulsive Buying Disorderとされ，ICD-10において「F63.8 その他の習慣及び衝動の障害」に該当する。明確な診断基準は定められていないため，買い物依存と判断するための代表的な基準の1つとして，過度な買い物行動が，「買い物の活動が抑えきれない」（渇望），「買い物の性癖がコントロールできない」（行動），そして「ネガティブな結果が引き起こされるにもかかわらず買い物の行動を続ける」（活動に対する反復的な非帰結主義）の3つの特徴を有していることを目安とすることが多い[1]。

したがって，買い物依存と判断する場合には，過度な買い物行動が3つの特徴を満たしていることが条件となり，満たしていない場合には買い物依存以外の問題によって生じている可能性が高いため注意が必要である。

除外診断のポイントは？

過度な買い物行動は，秩序破壊的・衝動制御・素行症群，強迫症および関連症群，物質関連障害および嗜癖性障害群，抑うつ障害群，あるいは双極性障害および関連障害群（**表1**）などの症状に起因して現れることがある。

表1 過度な買い物行動に関連する精神疾患群

過度な買い物行動に関連する精神疾患群	特徴	過度な買い物行動の例
秩序破壊的・衝動制御・素行症群	反抗挑発症，素行症，反社会性パーソナリティ障害などを含み，情動や行動の自己制御に問題がある状態に特徴づけられる。	怒りにまかせ，周囲の人に迷惑をかけてしまう可能性があるにもかかわらず身の丈にあわない買い物をしてしまう。
強迫症および関連症群	強迫症，ためこみ症などを含み，強迫観念，強迫行為，および繰り返し行為などの状態に特徴づけられる。	買い物にとらわれ，強迫的に買い物を繰り返してしまう。
物質関連障害および嗜癖性障害群	アルコール，覚せい剤などの物質に関連した重大な問題が生じているにもかかわらず，物質を使用し続けることに特徴づけられる。	飲酒し，気が大きくなった勢いで予定にない大きな買い物をしてしまう。
抑うつ障害群	うつ病，持続性抑うつ障害（気分変調症）などを含み，悲しく，虚ろな，あるいは易怒的な気分が存在し，身体的および認知的な変化も伴って，個人が機能するうえでの資質に重大な影響を及ぼすことに特徴づけられる。	落ち込んだ気分が続くことに耐えられず気晴らしに買い物を繰り返してしまう。
双極性障害および関連障害群	双極Ⅰ型障害，双極Ⅱ型障害などを含み，気分の不安定性により特徴づけられる。	気分が高揚し，開放的な感覚に任せるがままに勢いで買い物をしてしまう。

文献2）より作成

　したがって，診断を行う場合には，少なくとも**表1**に掲載した4つの精神疾患の可能性をふまえて除外診断を行うことが肝要である。

Q2 買い物依存が起こる背景にはどんな原因が考えられますか？

A 買い物依存の症状がみられる人は，移り気，短気，せっかち，非建設的な傾向にあることが指摘されています。また，これまでの研究で，衝動性が高いこと，そして自尊心が低いことが明らかにされています。依存という病態であることをふまえると，このような性格的な要因を背景として相応の生きづらさを感じていることが原因となって，過度の買い物行動によって自分自身のバランスをとろうとしている可能性が高いと考えられます。なお，買い物依存になりやすい性格的要因を有していたとしても，すべての者が買い物依存になるわけではなく，買い物をしやすい環境もまた一因となりえます。

買い物依存の背景となる心理的特徴

　Schwartz（2004）が自身の著書において，買い物依存の症状を呈する者は移り気，短気，せっかち，非建設的な傾向にあることを指摘している[3]。また，Lejoyeuxら（1997）は，抑うつ障害の診断を受け入院している119名の患者を対象とした調査を行い，過度な買い物行動が確認された者は，確認されなかった者と比較して衝動性が高かったことを明らかにしている[4]。さらにBlack（2011）は，過度な買い物行動をする者は自尊心が低いと指摘している[5]。これらのパーソナリティ的特徴が買い物依存の直接の原因であると断定することはできないものの，発症のリスクファクターであると考えられる。

　なお，依存症は一般に生きづらさに対する対処行動としての側面を有していることが多く，買い物依存も同様のメカニズムが想定される。

買い物依存の背景となる環境的要因

　買い物依存は，先に述べたパーソナリティ的特徴によってのみ生じるとは限らず，過度な買い物行動を誘発しやすい環境もまた一因となりえる。

たとえば、手持ちの現金がなくとも購入が可能となるクレジットカードを使用できる環境は代表的な環境的要因であり、過度な買い物行動へと発展しやすい。また、借金が可能な状況を含め、手持ちの金を用意しやすい環境も同様である。

なお、技術の発展に伴いネットショッピングなど時と場所を選ばずに購入できる環境もまた過度な買い物行動の一因となる。

Q3 買い物依存の何が問題なのでしょうか？

A 買い物依存の問題は、回数と浪費額といった一側面のみによって判断されるものではありません。経済面、家庭面、仕事面といった複数の側面で支障が生じてしまう場合に問題となります。具体的には、失職、離婚、家庭内不和、法的トラブルなどがあげられます。

生活全般の機能をどれだけ障害するのか

買い物行動は、いわゆる異常行動には分類されず、誰もがとりうる行動である。そのため、買い物行動の頻度と費やした金額によってのみ説明されるものではなく、機能の全体的評定（GAF）尺度[6]が測定対象としている生活全般の機能障害の程度によって判断される。

買い物依存は否認の病？

依存症の一般的な特徴として自身の問題性を否認する傾向にあるため、周囲の者が直接訪ねた場合において問題を開示しない場合が少なくないので、聴取には配慮が必要である。具体的には、買い物行動を批判したり、責めたりすることなく、本人の言い分を十分に受容しながら、同じ方向を向いて問題に取り組みたいことを強調するように工夫する。

Q4 ▶ 国内外ではどれくらいの患者がいるのでしょうか？

A 買い物依存の有病率に関する正確な調査は日本では行われていませんが，西洋諸国の成人においては1～10％の有病率であると推定されています。

買い物依存の有病率は？

　Black（2011）によれば，アメリカ，イギリス，オーストラリア，カナダ，ドイツ，オランダ，フランス，メキシコ，韓国，スペイン，ブラジルにおいて買い物依存の症例が報告されている[5]。有病率についての正確なデータはなく，Dittmmar（2005）の研究では，西洋諸国の成人においては1～10％の有病率であると推定している[1]。

買い物依存の男女の割合は？

　また，買い物依存は，女性の割合が多いことが知られており，McElroy et al（1994）の20例の症例報告[7]では，そのうち15例が女性であったことが報告されている。当院においても同様の傾向が認められており，買い物依存を主訴として来院する者の多くが女性である。

Q5 ▶ 患者の年齢分布は?

A アメリカ，カナダ，フランス，ドイツ，そしてイギリスでは，買い物依存になる者は30歳以下の者が最も多かったことが報告されています。

買い物依存の年齢層は?

　Bensonら（2010）は，アメリカ，カナダ，フランス，ドイツ，イギリスでは，買い物依存になる者は30歳以下の者が最も多かったと報告している[8]。当院においても買い物依存を主訴に来院する者は，20代から40代の者が中心である。

買い物依存になりやすい年齢

　買い物依存になりやすい年齢について，Black（2011）は，20歳代に達すると新たに生計を立てていくようになることが関係していて，とくに，クレジットカードを初めて手にすることも原因の1つであると指摘している[5]。20代から40代は，買い物を自身の責任で行うことが可能な年齢に相当しており，買い物行動が可能な環境的要因がそろう年齢であるという点が影響していると考えられる。

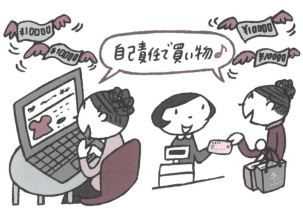

Q6 受診に結びつけるための対策は?

A 依存症一般にいえることですが,自身が依存症であることを否定する人がほとんどです。そのため,周囲の人が尋ねたとしても問題はないと言い張ることが大半です。受診に結びつけるための家族向けのサービスも充実してきているのでご活用ください。

受診に至るまでの課題は?

依存の問題を抱える者は一般に自身の問題を隠す,あるいは否認することが多い。買い物依存も例外ではなく,当院に来院する買い物依存の患者の多くが,自身の問題を否認していた経験をもつことが確認されている。そのため,自身の過度な買い物行動を問題とみなそうとせずに,家族等からの指摘や受診の勧めに応じないことが課題になりやすい。

受診における家族の役割

受診に結びつけるためには,Community Reinforcement and Family Training(CRAFT)などの治療意欲を高めるための技法を併用することが望ましい[9]。CRAFTは本人の治療意欲を高めるための家族の働きかけの工夫を行うための技法である。

依存症外来クリニックでCRAFTプログラムの取り組みの評価を行ったところ,取り組み実施前は家族のみの来院によって,その後に本人が来院に至る割合は22.9%であったが,週1回のプログラムに5〜6回参加した家族では,その後の本人の来院率が54.2%となったことが確認されている[10]。

当院ではCRAFTに基づく家族教室を実施している。そのうえで,本人を受診に結びつけるために家族を対象に医師が面談を行い,本人が問題を起こすタイミングを見計らって,本人に援助を申し出るかたちでの受診の提案をするよう勧める方針を基本としている。

Q7 ▶ 診断のポイントは？

A 「買い物の活動が抑えきれない」「買い物の性癖がコントロールできない」「ネガティブな結果が引き起こされるにもかかわらず買い物の行動を続ける」などの症状の確認を中心に医師が診断を行います。

診察の流れは？

当院における診察では，過度な買い物行動について複数のエピソードを聴取し，どのような状況で買い物を行っているのか，その背景に精神疾患を有していないか，過度な買い物行動によって生活に支障をきたしていないかなどについて受容的に聴取することを基本としている。

診断のポイントは？

McElroyら（1994）が「買い物に不適応的な没頭をしている」「買い物への没頭，衝動，あるいは行動が，著しい苦痛を引き起こし，相当な時間を浪費し，そして個人の社会的機能や仕事の機能を妨害している，あるいは経済面の問題を引き起こしている」「過度の買い物行動が躁期の文脈を全く生じさせない」といった診断基準を提唱している[7]。これに加え，秩序破壊的・衝動制御・素行症群，強迫症および関連症群，物質関連障害および嗜癖性障害群，あるいは抑うつ障害群などの症状としての過度な買い物行動との鑑別診断が重要である。

Q8 ▶ 治療はどのように進めますか？

A 薬物療法や認知行動療法が代表的です。重複障害の有無が治療方法に関係するため，専門医に相談して適切な治療方法を決めましょう。なお，治療の過程において過度な買い物行動が報告された場合には，否定することなく，受容的に話を聞き，一緒に対策を立てることが大切です。

治療の方法は？

医師による診察を軸としながら，過度な買い物行動をしない生活の持続を目指す。継続的な診察を実施するなかで，時折，過度な買い物行動が生じるため，その都度，買い物行動のエピソードを受容的に聴取し，協同的に対策を話し合う手続きをとる。なお，背景に精神疾患が認められる場合には，薬物療法を併用する。

治療の効果は？

Mitchellら（2006）の報告では，10週間に渡り12セッションの認知行動療法の治療を受けた者は症状が改善することが明らかにされている[11]。認知行動療法の実施にあたっては，自身の買い物行動のパターンを一連の流れでとらえ，過度な買い物行動を避けるための対処法を検討するリラプス・プリベンション技法を用いることが一般的である。

当院の依存症治療においてもリラプス・プリベンション技法（**part8 Q9参照**）を基本としており，再発防止計画の作成を行っている。

また，抑うつ障害が重複している場合には，薬物療法が必要になることが指摘されている[12]。

Q9 治療中に気をつけなければならないことは?

A 依存症一般にいえることですが,治療初期は,買い物行動の頻度が減ることが多く,早々に自己判断で治療を中断してしまうことがあります。少なくとも1〜2年は継続的に通院し,買い物行動の頻度の変化を観察する必要があります。

中断への対応が課題

依存症は一般的に,治療初期は依存行動が抑制されるため,患者自身が完治したと自己判断し治療を中断することが少なくない。3カ月,1年,そして3年の経過を観察していくことの重要性を伝えることが必要となる。

スリップへの対処が重要

なお,依存症治療においては,1回の依存行動を治療失敗とみなさずに,治療対象として患者と共有する手続きが重要となる。買い物行動のエピソードを受容的に聴取し,協同的に対策を話し合う手続きをとることもまた治療の中断を防ぐ工夫の1つとなる。

Q10 ▶ 専門施設の探し方や紹介の方法も含めて、専門医療について教えてください。

A 専門診療を行っている治療施設は非常に限られています。また、専門診療を掲げていなくとも、治療している施設もあります。これらの情報は、精神保健福祉センターや依存治療施設のホームページなどで確認してください。

どこに問い合わせればよい?

　わが国で、買い物依存の専門診療を行っている医療・相談施設は非常に少ない。しかし、専門診療を掲げていなくとも、買い物依存の治療を行っている施設は存在する。これらの情報は、各都道府県や政令指定都市の精神保健福祉センターや最寄りの保健所が把握している場合があるので、確認する。

　これとは別に、依存治療を行っている医療機関に問い合わせる方法もある。

施設のリストは?

　施設のリストは、久里浜医療センターのホームページに掲載されているので参照いただきたい[13]。

文献

1) Dittmar H: Br J Psychol, 96: 467-491, 2005.
2) American Psychiatric Association (APA): Diagnostic Statistical Manual of Mental Disorders, 5th ed, 2013.（日本精神神経学会監, 高橋三郎, 他 監訳：DSM-5 精神疾患の診断・統計マニュアル. 医学書院, 2014.）
3) Schwartz B: The paradox of choice. Harper Collins, 2004.
4) Lejoyeux M, et al: J Clin Psychiatry, 58(4): 169-173, 1997.
5) Black DW: The Oxford handbook of impulse control disorders. Grant JE, et al (Eds). p196-207, Oxford University Press, 2011.
6) American Psychiatric Association: Diagnostic and Statistical Manual of Mental Disorders. 4th ed, Text Revision. American Psychiatric Association, 2000.
7) McElroy SL, et al: J Clin Psychiatry, 55(6): 242-248, 1994.
8) Benson AL, et al: Impulse control disorders. 1st ed, Aboujaoude E et al(eds). p23-33, Cambridge University Press, 2010.
9) 境泉洋, 他：CRAFT ひきこもりの家族支援ワークブック——若者がやる気になるために家族ができること. 金剛出版, 2013.
10) 山村桂子, 他：平成27年度アルコール・薬物依存関連学会合同学術総会プログラム・講演抄録集：272, 2015.
11) Mitchell JE, et al: Behav Res Ther, 44(12): 1859-1865, 2006.
12) Benson AL, et al: Handbook of addictive disorders: A practical guide to diagnosis and treatment. Coombs RH (ed), p.451-459, John Wiley & Sons, Inc, 2004.
13) アルコール健康障害・薬物依存症・ギャンブル等依存症 全国医療機関／回復施設リスト. http://list.kurihama-med.jp/（2018年3月アクセス）

part 10 仕事依存

遠山朋海

Q1 ▶ 仕事依存とはどんな病態ですか？

A 仕事を過剰にするだけではなく，「もはや仕事を楽しめていないが，仕事に掻き立てられる」という葛藤や両価性があり，健康障害や人間関係の悪化など負の結果が表れるワーク・ライフ・バランスが偏った状態です。

この章の内容は主にSussmanによるレビューを参考に作成されている[1]。

仕事依存の定義は，仕事に過度な時間をかける，他の生活領域を犠牲にして仕事に没頭する，仕事量のコントロール喪失，社会的・感情的・健康的な悪影響が生じていることを含む場合が多い。仕事に没頭しているが悪影響が生じていない状態はワーク・エンゲイジメント（work engagement）と呼ばれる（**Q3参照**）。

ICD-10には合致する疾患はない

1971年にWayne E Oatesが仕事依存（workaholism）という用語をつくり，アルコール依存症に類似していると特徴づけた[2]。Oatesはオーバーワークとライフスタイルについて言及している聖職者カウンセラーHoward Clinebellの影響を受けた。Oatesは仕事依存を，「過剰な仕事によって，身体健康，個人的幸福，他者との関係，社会機能が明らかに障害されているのに仕事が必要になっている人」と定義した。

ICD-10の診断基準には仕事依存の概念に合致する疾患はない。実際の臨床では，強迫性パーソナリティ障害や仕事依存によって生じた負の結果による適応障害やうつ状態として診ることになるかもしれない。

Q2 仕事依存が起こる背景にはどんな原因が考えられますか？

A 成果主義などの社会文化的背景，完璧主義などの個人的要因，競争や報酬を得た経験などが関係すると想定されています．仕事以外のつながりが乏しくなると，ワーク・ライフ・バランスに偏りが生じます．

　Piotrowskiらは，仕事依存は個人的要因（性格傾向），家庭要因（役割，関係），ストレッサーの組み合わせで形成されると提唱した[3]．

　Ng, Sorensenらの理論モデルでは，社会文化的経験（ストレスフルな幼少期，家庭や仕事の肩代わり，仕事での競争，仕事で自己効力感が生じること，達成志向，高い自尊心）と，行動強化（報酬，勝者独占システムの経験，過剰労働で運営されている組織）が，仕事依存の前駆段階（仕事をしない罪悪感と不安，仕事への執着，自分で課した長時間労働）であると説明している[4]．

　Fasselらは仕事依存の3段階説を提唱している．初期は，達成可能な量以上の仕事を引き受け，いつも忙しく，ときどき他の重大なことを忘れてしまう．中期は，個人的付き合いから遠ざかり，体重変化や不眠などの身体的影響がみられる．末期は，より重篤な身体的・情緒的な影響がみられる[5]．

　仕事依存の自然経過を観察した縦断研究はなく，労働時間以外の過ごし方を詳細に分析した調査がほとんどないため，病因は不明な点が多い．

Q3 ▶ 仕事依存の何が問題なのでしょうか？

A 悪影響が生じていないワーク・エンゲイジメントの状態は問題ありません。仕事依存の健康への影響として，睡眠障害，疲労，体重変動，社会的役割の悪化，高血圧，不安，うつ，身体疼痛などが報告されています。

　ワーク・エンゲイジメントとは，従業員の心の健康度を示す概念のひとつである。仕事に誇りとやりがいを感じているという熱意（dedication），仕事に夢中になり集中して取り組んでいるという没頭（absorption），仕事に積極的に取り組んでいるという活力（vigor）の3つがそろって充実している状態である。ワーク・エンゲイジメントは余暇活動や運動を軽視しているにもかかわらず，自己効力感，ポジティブな情動，そしてよい健康状態と関係している。

仕事の過剰さではなく負の影響の蓄積が問題

　長い労働時間や没頭は仕事依存とワーク・エンゲイジメントに共通してみられる。仕事依存とワーク・エンゲイジメントの区別は，仕事を過剰にする点ではなく，負の影響の蓄積による。仕事依存の状態では，「もはや仕事を楽しんでいないにもかかわらず，仕事に掻き立てられる感じが残っている」ことが重要である。そして，仕事に傾倒した時間とは対照的にライフスタイルのバランスを失う。他の依存症と同じく，コントロール喪失の自覚は容易ではない。

　仕事依存の健康への影響は，睡眠障害，疲労，体重変動，社会的役割の悪化，高血圧，不安，うつ，身体疼痛が報告されている。また，家庭内の問題解決およびコミュニケーション不全と関係があると報告されている。

父親の仕事依存が児に影響も

　日本で3,899人を対象に行われた調査では，抑うつ気分のオッズ比が仕事依存軽度群に対して中等度群1.93，重度群3.62であった。背部痛のオッズ比は仕事

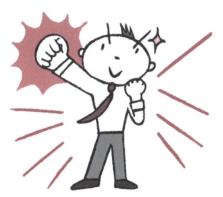
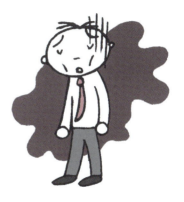

ワーク・エンゲイジメント
・仕事にやりがいを感じている
・仕事に集中して取り組んでいる
・仕事に積極的に取り組んでいる
・健康状態がよい

仕事依存
・仕事を楽しんでいないにもかかわらず，仕事に掻き立てられる感じ
・ライフスタイルのバランス喪失
・健康への影響
・家庭内のコミュニケーション不全

依存軽度群に対して中等度群1.36，重度群1.77であった[6]。

東京近郊で0〜5歳児のいる共働き世帯160家族を対象にした調査では，児のBMIを1年間調査したところ，父親が仕事依存の場合に児のBMIが上昇した。母親の仕事依存と児のBMI上昇には相関がみられなかった[7]。

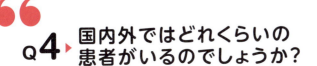

Q4 ▶ 国内外ではどれくらいの患者がいるのでしょうか？

A 欧米では労働人口の8〜17.5％が仕事依存に該当し，治療が必要となる患者は10％よりも少ないだろうと報告されています。国内の患者数は不明です。

自記式調査票を用いた各調査のレビューによると労働人口の8〜17.5％が仕事依存に該当する。米国の調査では成人人口の約10％が仕事依存であると報告されている。治療対象となる比較的重症者は10％よりも低いと考えられるが，重症度を定義するにはさらなる研究が必要である。

これまでの調査は，ある特定の集団を対象としているものが多く，一般集団を対象とした大規模調査はほとんどない。女性の弁護士，医師，心理士など大卒者では23〜25％が仕事依存に該当したという報告がある[8]。国内の患者数は不明である。

Q5 ▶ 患者の年齢分布は？

A 海外の報告によると18〜70歳の間に幅広く分布し，50歳前後にピークがあると考えられます。日本での年齢分布は不明ですが，過労死問題対策の視点から若年期でも注意が必要です。

1,124名の労働者を対象にしたノルウェーの調査では，8.3％が仕事依存に該当し，その年齢分布は18〜31歳が15.7％，32〜45歳が32.6％，46〜58歳が36.5％，59〜70歳が15.3％であった[9]（**図1**）。

日本での年齢分布は不明であるが，過労死問題対策として仕事依存を論じる社会的要請が生じている現状から，働き盛りと呼ばれる年代に加えて若年期の労働環境の特徴も評価する必要がある。

図1 仕事依存患者の年齢分布

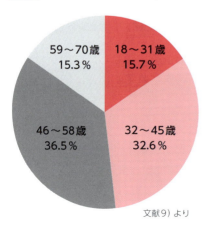

文献9）より

Q6 ▶ 「ブラック企業」との見分け方はありますか？

A 医師として引き続きサポートすることを患者に伝えたうえで，いわゆるブラック企業問題については労働基準監督署などに相談しましょう。

　問診で企業の性質を見分けることは困難である。医師として引き続きサポートすることを伝えて患者の孤立を防いだうえで，労働基準監督署や弁護士などに相談する。可能であれば職場の関係者の付き添い受診を依頼する。あるいは産業医や健康管理に携わる担当者に情報提供を依頼し連携を行う。

　後述する仕事依存の自記式質問票の主語は「私は」であり「企業が」ではない。仕事依存かどうかとブラック企業かどうかは，それぞれの軸で評価を行う。仕事依存の評価は医師が行うべきであるが，企業の評価は他の専門家にも相談したほうがよいと思われる。

Q7 ▶ 受診に結びつけるための対策は？

A 過剰労働によって健康障害を生じている従業員をスクリーニングするシステム構築と，産業医の役割が大きいと考えられます。CRAFTのようなコミュニティ・アプローチが参考になります。

　労働安全衛生法の改正により2015年12月からストレスチェック制度が施行された。2016年7月時点での実施率は1,000人以上の企業は49.5％，200人未満の企業は20.6％にとどまっている。依存症における否認の特徴を鑑みれば，医師による面接を希望する労働者は少ないかもしれない。しかし，労働時間は把握できるため，ストレスチェックの結果と労働時間のデータを参考に，産業医と

の面接を勧めるなど，スクリーニングのためのシステム構築は可能である。

対策は「社会」「組織」「個人」の3段階で行う

　仕事依存の予防は社会レベル，組織レベル，個人レベルで行われる。社会レベルでは，ライフ・ワーク・バランス重心をシフトすること，祝日の閉業，家族・レクリエーションの重要性を促進，メディアによる反仕事依存キャンペーンなどが論じられているが，実証研究はない。組織レベルでは，従業員補助プログラム，休暇をとらせること，柔軟な雇用条件，仕事の喜びを促進する研修などがある。個人レベルでは，仕事依存になりうる個人の特徴を特定すること，仕事依存の兆候をモニタリングする技術を身につける，カレンダーを用いたレクリエーション計画などの予防教育がある。

　仕事依存では，本人は仕事による負の結果を過小評価していることもある。むしろ家族や部下など周囲の者の時間が奪われ，負担が増えて苦しんでいる。このような場合は，CRAFT（Community Reinforcement And Family Training：コミュニティ強化アプローチと家族トレーニング）のようなコミュニティ・アプローチが有効であると考えられる。

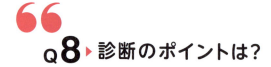

Q8 ▶ 診断のポイントは？

A コンセンサスを得た診断基準はありません。評価法は労働時間の記録とDutch Workaholism Scale（DUWAS）などの質問紙法があります。没頭と強迫の両方がそろうと仕事依存に該当します。

　ICD-10などの主だった診断基準には仕事依存の概念に合致する疾患はない。検査法としては，労働時間の記録と以下の自記式テストが用いられている。複数の研究で妥当性が示されている自記式質問紙票テストにはWork Addiction Risk Test（WART），Workaholism Battery（WorkBAT），Dutch Work Addiction Scale（DUWAS）がある。その他にSNAP-WorkとWorkaholism behavior

表1 DUWASにおける働き過ぎ（WE）と強迫的な働き方（WC）の組み合わせによる解釈の目安

	低 ← WC → 高		
高 ↑ WE ↓ 低	ワーク・エンゲイジメントの状態。仕事に多くの時間とエネルギーを注いでいるが，リラックスできている	仕事依存予備軍。仕事に多くの時間とエネルギーを注いでいる。仕事をする必要性も平均的に感じている	仕事依存の状態。仕事へと自分自身を追いこんでいる
	強迫的ではなくリラックスさせながら，自分の仕事に時間とエネルギーを注いでいる	仕事に注ぐ時間とエネルギーは平均的。仕事をする必要性を感じているが，強制されている感じはない	仕事依存予備軍。仕事を異常に多くしているわけではないが，仕事へと駆り立てられ，うまく離れられない
	仕事に対して異常に熱心でも強迫的でもない	異常に熱心に働くわけではなく，必要以上に働かない	強迫的に働いている。仕事から気持ちをそらせない。しかし必要以上に多く働かないで済んでいる

文献10）を参考に作成

measureという自記式測定法があるが，これらを用いた研究は比較的少ない。

DUWASの日本語版は，https://www.wilmarschaufeli.nl/publications/Schaufeli/Tests/DUWAS_20_JAP.pdfに掲載されている。DUWASは相対評価であり，カットオフポイントは定まっていない。働き過ぎ（working excessively：WE）と，強迫的な働き方（working compulsively：WC）の組み合わせによる結果の解釈の目安を**表1**に示す。

Q9 ▶ 治療はどのように進めますか？

A 他の依存症と同様に，認知行動療法や動機づけ面接，自助グループなどが有効と考えられています。

他の依存症の治療と同様に認知行動療法，動機づけ面接，集団療法，家族療法などが応用される。認知行動療法では現実的なゴール設定，仕事の楽しさの探索，ライフ・ワーク・バランスの意思決定などを行う。動機づけ面接では，破滅傾向

のある仕事習慣を変える援助として，患者の行動と結果の正確なフィードバックを提供する。

　自助グループWorkaholics Anonymous（WA）が1983年に結成されている。また，AAの12ステップをモデルにWA Book of Recoveryが2005年に出版されている。

Q10 ▶ 治療中に気をつけなければならないことは？

A 　強迫性障害やADHDなど他の精神疾患の合併を評価します。仕事による負の影響を過小評価している場合は，家族や同僚からの情報が重要になります。過労死問題からの視点で自殺リスク評価も必要です。

　ノルウェーの労働者16,426人を対象にした調査では，仕事依存に該当した者ではADHD，強迫性障害，不安障害，うつ病の合併リスクが有意に高かった[11]。他の依存症と同様に重複障害の評価が重要である。実際の臨床では仕事依存を主訴に受診する患者は少ないため，精神症状の背景に仕事依存がないかを疑うという順序になると思われる。

ライフバランスの回復が重要

　仕事による成果を強調して，負の影響を過小評価する否認がある場合は，家族や同僚からの情報が重要である。仕事依存は快楽的というよりは自己治療目的の依存症と考えられている。なぜ仕事に依存するようになったのかを振り返り，仕事という自己治療手段を用いずに仕事以外の現実と向き合い，ライフバランスを回復させていくことが仕事依存の回復の本質である。

　過労死問題の視点から自殺リスクを評価することも必要である。依存症（addiction）の反対はつながり（connection）であると考え，健康面のサポートを続けると患者に伝えて孤立を防ぐ。

Q11 専門施設の探し方や紹介の方法も含めて，専門医療について教えてください。

A 精神科医療機関では患者の生活歴を問診し，重複障害を評価し，行動変容のための精神療法を行えるので，行動嗜癖の専門治療機関ではなくても精神科へ紹介することが現実的です。

病的賭博などの行動嗜癖に対する診療を行っている医療機関への紹介が望ましいが，全国的には少ない。行動嗜癖を専門としていなくても精神科では患者の生活歴などを詳細に問診し，重複障害を評価し，行動変容のための精神療法を行えるので，まずは精神科へ紹介することが現実的である。仕事依存の回復の本質であるライフバランスの回復は，他の精神疾患と同じである。

文献

1) Sussman : J Addict Res Ther, 6(1): 4120, 2012.
2) Oates WE: Confessions of a workaholic; The facts about work addiction. World Publishing, 1971.
3) Piotrowski C, et al: Organization Development Journal, 24: 84-92, 2006.
https://www.researchgate.net/publication/265376921_The_interface_between_workaholism_and_work-family_conflict（2018年5月30日閲覧）
4) Ng TWH, et al: Journal of Organizational Behavior, 28: 111-136, 2007.
https://onlinelibrary.wiley.com/doi/abs/10.1002/job.424（2018年5月30日閲覧）
5) Fassel D: Working ourselves to death; The high cost of workaholism and the rewards of recovery. iUniverse.com Inc, 1990.
6) Matsudaira K, et al: PLoS One, 8(9), 2013.
7) Fujiwara T, et al: Front Public Health, 4: 41, 2016.
8) Doerfler MC, et al: Sex Roles, 14: 551-560, 1986.
https://link.springer.com/article/10.1007/BF00287455（2018年5月30日閲覧）
9) Andreassen CS, et al: PLoS One, 9(8), 2014.
10) ウィルマー・B・シャウフェリほか（島津明人ほか訳）：ワーク・エンゲイジメント入門．p.18-21，星和書店，2012.
11) Andreassen CS, et al: PLoS One, 11(5), 2016.

part 11 運動依存

松﨑尊信

Q1 ▶ 運動依存とはどんな病態ですか？

A 運動依存とは，運動習慣や行動の欲求を抑えられず，自己コントロールを失ってしまった習慣的な運動による病的行動と定義されます[1]。しかし，明確なエビデンスはまだ確立されていません。

運動依存は，ギャンブル，ゲーム，インターネットや性依存等と同じように，「行動嗜癖」といわれる病態に含まれると考えられている。しかし，方法論的に統一された明確なエビデンスがまだ確立されていないため，ICD-10[2]では定義されていない。また，運動依存という用語に関しては，「exercise addiction」「compulsive exercising」「obligatory exercising」「exercise dependence」といった用語が乱立しており，まだ統一された用語は存在しない。これらの用語が同じ事象を表しているのかも明確ではない[3]。

Q2 ▶ 運動依存が起こる背景にはどんな原因が考えられますか？

A 運動という行為それ自体が依存的性質をもっていることが原因のひとつと考えられています[1]。

運動することにより良眠が得られる，など身体的・心理的な効能があることは一般的によく知られている。しかし一方で，定期的に運動していると，運動ができないときに離脱症状のような不快な症状を感じる人もいる。

このように，運動には潜在的な依存的要素が含まれており[3]，ある仮説によると，いわゆる脳内麻薬とされるエンドルフィンへの強力な渇望が影響している可能性が指摘されている[4]。このモルヒネ様物質であるエンドルフィンは，脳の下垂体から分泌され，しばしば天然の痛み止め作用があると考えられている[5]。

身体的痛みよりも精神的高揚感を求める状態

運動と関連したエンドルフィンの例としては，ランナーの陶酔感（いわゆるランナーズハイ）があげられる[6]。これは，中～高強度の運動を行うことによりエンドルフィンが脳から放出され，身体的な痛みが出現しているにもかかわらず，運動による精神的高揚感を求める，という現象である。

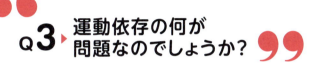

Q3 運動依存の何が問題なのでしょうか？

A 運動によって健康になるか，そうでなくなるか，が問題の有無にかかわります。つまり，適切な休養をとらずに運動し，肉体疲労が回復できず，身体に障害が発生したり，怪我を何度も繰り返したりすることが臨床的に問題となります。

通常の状態では，運動することにより活動性や身体機能が向上し，疲労も軽減する。また，筋力や可動域が向上し，効率よく動作することができるようになる。結果として，腰痛軽減や体重コントロール，さらには2型糖尿病の減少や，うつ病リスクの軽減など，個人の健康維持につながる。また，毎日定期的な運動を行うことにより，加齢の影響を減少させる可能性も指摘されている。

過度な依存により体調や精神に有害な作用を及ぼす

一方で，運動に過度に依存的になると，個人の生活にマイナスの面をもたらしてしまうことがある。適度な強度の運動であれば，減量したり，体調を改善したりする人がほとんどであるが，一部の人にとっては，運動が体調面や精神面

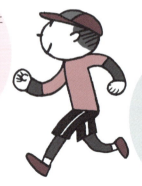

【よい側面】
・活動性や身体機能が向上
・疲労の軽減
・筋力や可動域の向上
・腰痛の軽減
・体重コントロール
・2型糖尿病の減少
・うつ病リスクの軽減

【悪い側面】
・筋骨格系の障害
・運動ができずに気分が落ち込む
・不眠
・集中困難
・落ち着かない感じ

に有害な作用を及ぼすことがある。たとえば，過度の運動によって筋骨格系の障害が発生したり，運動ができずに気分が落ち込んだり，不眠，集中困難，落ち着かない感じが出現したりするなど，物質依存と同じように苦痛を伴う離脱症状が出現することがある。また，運動依存は摂食障害やボディイメージの障害を合併することが多い[7]。これらの負の要因が大きいと，日常生活に支障をきたし，家族，友人，健康や仕事，運動以外の活動などよりも運動を優先するようになる[1)3)]。

 Q4 国内外ではどれくらいの患者がいるのでしょうか？

A 海外におけるいくつかの研究によれば，一般成人における有病率はそれほど高くないとされていますが，正確な患者数はわかっていません。

さまざまな研究報告がなされているが，日本でのデータはない。海外でのデータでは，一般成人における有病率はそれほど高くない（0.3～0.5％）[8]という報告もあれば，3％前後[9)10)]という報告もある。

Q5 ▶ 患者の年齢分布は？

A 患者の年齢分布についてははっきりわかっていません。

　患者数と同様，研究の対象サンプルにより結果が異なるため，年齢分布や性差については，国内外で明確なエビデンスはまだ明らかではない。

Q6 ▶ アスリートではない一般人にも起こりうる病態なのでしょうか？

A アスリートではない一般人にも起こりうる病態です。

　運動依存につながるリスクについてはさまざまな議論があるが，たとえば，体重などボディイメージに過剰に意識を向けている人は，運動依存のリスクが高いと指摘されている[11]。

Q7 ▶ 受診に結びつけるための対策は？

A 運動依存に限らず，依存症全般についての知識に関する普及啓発が必要です。

　運動依存に限らず，アルコールや薬物に関する依存症の知識が一般に普及していないため，受診が必要とされる患者が医療機関につながっていないという現状が指摘されている。このような現状をふまえ，厚生労働省では，平成28年度より依存

症に関する普及啓発事業を行い，依存症に対する一般の方の理解を促すよう努めている。

Q8 ▶ 診断のポイントは？

A 運動依存の診断基準はまだ存在しませんが，研究では診断補助のために，質問紙票（the Exercise Addiction Inventory：EAI[12]）などが用いられています。

　診断基準については，1987年にVealeがDSMに載せるための診断基準を提唱し，さらに1995年に以下の修正版[12]を提示した。
①ステレオタイプの型にはまった運動に支配されている
②運動できないことによる深刻な離脱症状（気分の変動，易刺激性，不眠など）
③運動に支配されていることで，臨床的に重大な疲労，もしくは，身体的，社会的，職業的あるいは他の機能における障害を引き起こす
④運動に支配されていることは，他の精神障害による影響を受けていない（たとえば，摂食障害における減量手段やカロリーコントロールなど）

　また，前述のEAIについては，嗜癖の要素を入れた次の6つの質問で構成されている。
①運動は人生で最も大事なものである
②運動量に関して，私と家族かつ／または配偶者との間で衝突がある
③気分を変えるために（たとえば興奮を得るため，逃避するため）運動する
④徐々に1日の運動量が増えている
⑤運動しないと気分が落ち込んだりいらいらしたりする
⑥いったん運動量を減らしても，運動しているうちに，結局は元の運動量に戻る
　この6つの項目について，強くあてはまる（5点），あてはまる（4点），どちらでもない（3点），あてはまらない（2点），全くあてはまらない（1点）をスコア化する。合計25点以上で，運動依存の危険性が疑われる，とされている[12]。

Q9 ▶ 治療はどのように進めますか？

A 患者の考え方の変化を通じて行動の変容へとつなげる認知行動療法のような心理学的アプローチが有効と考えられます[3]。

身体活動を健康的なレベルまで戻すことを目的に

　治療過程で最も大きな要素は，患者に対する疾病教育である[6]。このなかでは，"セルフコントロール"と"ほどほど"の重要性が強調されている。治療者は，運動依存が疑われる人が回復の重要性や休養の必要性を完全に理解している，と先入観をもたずに，患者の態度，信念，行動や，行動変化に期待する感情に対応する必要がある。また，Adamsらは，治療者向けに，以下のような認知プロセスや行動マネジメントに焦点をあてた治療ガイドラインを提示している[13]。

①支持的精神療法を通じて，衝動的行動を明らかにしながら治療すること
②健康上のメリットや"ほどほど"の重要性を理解させること
③セルフマネジメントを強化できるような自信をつけさせること
④患者の心理的防衛構造から，衝動的行動にどのように対応しているかを理解すること
⑤患者の心理的防衛構造を修正して衝動的行動を抑え，セルフマネジメントへの理解を促していくこと
⑥衝動的行動と運動依存につながる引き金を結びつけないようにすること
⑦運動依存に対応する行動を改めてつくりなおし，患者支援システムを強化していくこと

　一般的に，延々と運動を継続することは好ましくない。身体活動を"健康的な"レベルへと戻すことを治療の目的とするべきである。

Q10 ▶ 治療中に気をつけなければならないことは？

A 「心と体の両方に最適な運動量とはいったいどの程度なのか」ということを患者が常に自問することが治療上重要です[3]。

運動は，健康に適切とされる間隔，頻度や強度を超えて行うと，怪我を繰り返すことがある。運動依存の人は，適切とされる時間を超えて，より多くの時間を運動に費やす傾向があるため，治療中は最適な運動量についてよく理解することが重要である。

アメリカスポーツ医学協会（ACSMs）やカナダ運動協会によると，成人では適度な強度で1日おおむね30分程度の運動が推奨されている[14)15)]。

Q11 ▶ 専門施設の探し方や紹介の方法も含めて，専門医療について教えてください。

A 依存症に対応できる専門医療機関については，最寄りの保健所や各都道府県，政令市にある精神保健福祉センターに問い合わせるといいでしょう。

運動依存に対応できる医療機関は現状では限られるが，依存症を専門とする精神科医療機関では，精神疾患の鑑別や，認知行動療法に関する知見を提供できるかもしれない。最寄りの保健所や各都道府県，政令市に設置されている精神保健福祉センターに問い合わせてみることを提案する。

また，日本医師会では，健康スポーツ医を認定している。健康スポーツ医とは，運動を行う人に対して医学的診療のみならず，メディカルチェック，運動処方を行い，さらに各種運動指導者等に指導助言を行い得る医師として日本医師会が認定する医師である。地域保健のなかでスポーツ指導，運動指導を担うこと

が期待されているため，運動に関する健康相談や健康スポーツ医の照会に関しては，最寄りの都道府県医師会に問い合わせてみることも選択肢のひとつかもしれない。

文献

1) Szabo A, et al: Yale J Biol Med, 88(3): 303-308, 2015.
2) World Health Organization (WHO): The ICD-10 Classification of Mental and Behavioural Disorders; Clinical description and diagnostic guidelines. 1992.（融道男，他 監訳：ICD-10 精神および行動の障害—臨床記述と診断ガイドライン．医学書院，1993.）
3) Landolfi E: Sports Med, 43(2): 111-119, 2013.
4) Leuenberger A: Impulse, 1-9, 2006.
5) Amir S, et al: Neurosci Biobehav Rev, 4(1): 77-86, 1980.
6) Berczik K, et al: Subst Use Misuse, 47(4): 403-417, 2012.
7) Weinstein A, et al: Curr Pharm Des, 20(25): 4062-4069, 2014.
8) Monok K, et al: Psychol Sport Exerc, 13(6): 739-746, 2012.
9) Susman S, et al: Eval Health Prof, 34(1): 3-56, 2011.
10) Edmunds J, et al: J Health Psychol, 11(6): 887-903, 2006.
11) Klein DA, et al: CNS Spectr, 9(7): 532-537, 2004.
12) Griffiths MD: Br J Sports Med, 39(6):e30, 2005.
13) Freimuth M, et al: Int J Environ Res Public Health, 8(10): 4069-4081, 2011.
14) Thompson WR, editor: ACSM's guidelines for exercise testing and prescription. 8th ed, Philadelphia (PA): Lippincott Williams & Wilkins, 2010.
15) Canadian Society for Exercise Physiology: Canadian physical activity guidelines (online). http://www.csep.ca/guidelines. Accessed 17 July 2011.

part 12 窃盗症

竹村道夫

Q1 ▶ 窃盗症とはどんな病態ですか？

A 精神障害としての常習窃盗のことです。経済的目的や所有目的でなく、窃盗衝動そのものが主たる動機になっているような病態です。窃盗症の診断基準には混乱があり、輪郭が不明瞭だという専門家の指摘があります。

精神障害としての常習窃盗，クレプトマニア（Kleptomania）は，古くからある概念である。しかしその研究は，精神医学のなかでもとくに遅れた分野であり，輪郭は不明瞭で，診断基準には混乱がみられる。

たとえば，国際疾病分類であるICD-10（2003年）とアメリカの精神疾患の分類と診断の手引きであるDSM-5（2013年）の診断基準には，うつ状態に合併した常習窃盗を，窃盗症とうつ病の合併とする（DSM-5）か，窃盗症からの除外診断とする（ICD-10）かなど，重要な点で食い違いがある。

クレプトマニアの邦訳名としては，最近まで「病的窃盗」「窃盗癖」などが使われてきたが，DSM-5の邦訳にあたって，日本精神神経学会は，新しい病名「窃盗症」を採用した。

ICD-10とDSM-5の診断基準

ICD-10の診断ガイドラインは，「この障害は物を盗むという衝動に抵抗するのに何度も失敗することで特徴づけられるが，それらのものは個人的な用途や金儲けのために必要とされない。逆に捨ててしまったり，人に与えたり，秘匿したりすることがある」と記載している[2]。DSM-5にもほぼ同趣旨の診断基準として，A項目「個人用に用いるためでもなく，またはその金銭的価値のためでもな

く，物を盗もうとする衝動に抵抗できなくなることが繰り返される」がある[3]。

しかしこの診断基準を厳格に適用し，少しでも経済的利得や個人的所有，消費目的の要素が存在すれば，窃盗症から除外されると解釈すると，該当する症例はほとんどいなくなり，窃盗症診断の臨床的意義がなくなる。診断基準を字義どおりにそのまま適応すべきであると主張する狭義解釈者は，窃盗症を放火症（放火癖）になぞらえ，窃盗症患者も経済的目的なしに「盗むために盗む」。それゆえ，保険金詐欺目的など経済的目的の放火犯を放火症から除外するように，節約意識をもって自分で食べる食品や自己使用する生活用品を盗む万引犯は窃盗症から除外すべきであると主張する。

窃盗症と経済的目的を完全に切り離すのは現実的ではない

筆者は，これを不適切な説明であると考えている。放火は経済的目的と切り離すことができるが，窃盗やギャンブルはできない。窃盗症はギャンブル障害になぞらえるべきで，賭博行為と同様に，窃盗行為から経済的目的を完全に切り離すことは現実的でない。

窃盗症における窃盗の犯行手口としては，単独の常習万引がほとんどである。職業的窃盗者や犯罪集団構成員による利得目的の窃盗，知的障害による窃盗行為などは除外される。臨床的には，摂食障害者の窃盗症が多く，治療上重要であるが，一般臨床では，摂食障害も窃盗症も見逃されていることが多い。

Q2 窃盗症が起こる背景にはどんな原因が考えられますか？

A 個人的要因としては，潜在的被害者意識や心理的，生理的飢餓感を背景に発症します。成人による万引が増えた社会的背景としては，対面販売からセルフ販売への移行とこれに対応する店舗構造の変化があげられます。

潜在的被害者意識や虐待，ライフサイクル上の不都合な状態などが背景に

　筆者らの臨床体験からは，心理的要因としては，自分の能力や努力が社会から正当に評価されていない，自分に責任のない家庭環境，養育環境，人種，国籍，容姿，体格などのために，不利に扱われてきた，というような潜在的被害者意識が考えられる。あるいはまた，実際に，過去，現在のいずれかに，身体的・心理的虐待を受けており，やり場のない怒りと苛立ちを抱えている，といった状況が窃盗症発症の背景としてみられることも多い。

　また，中高齢者では，家族や重要な対人関係，生きがいなどの喪失感，社会からの孤立，容姿の衰えや健康上の不安，老後の経済的不安など，ライフサイクル上の不都合な状況を背景に万引に手を出し，万引成功時の達成感に取りつかれてしまうようである。

摂食障害の問題行動としての万引行為

　臨床的には，摂食障害の問題行動として，万引行為を見つけることが多い。典型例では，摂食障害による過食と自発性嘔吐という症状を発症して3年以内に，食品の万引からスタートして万引常習になる。その一方，約2割の症例では，常習窃盗を先に発症する。

　両疾患の密接な関連の説明としては諸説があるが，筆者は，関連性の仕組みを以下のように説明している[1]。一般に摂食障害患者は，生理的，心理的な飢餓感に支配されている。この「病的飢餓感」から「涸渇恐怖」が生じる。そして

この恐怖に対処するために，患者は予備の物品と予備の資金を確保したい気持ちになる。実際に必要以上の食品や生活用品をためこむ患者も存在するが，居住空間の制約などのため行動化しない患者もいる。

行動化する患者もしない患者も，こうした「ためこみマインド」を抱えて生きている。ためこみたいものには，食べ物，生活用品に加え，生活資金が含まれるので，患者は，予備の資金を減らさずに商品を得たい，という衝動に駆られる。それが，摂食障害患者にみられる万引衝動の主たる心理メカニズムである。典型的摂食障害でなくても，常習窃盗者には食事と体重コントロールの問題を抱える人が多い。

窃盗症の手口の9割は万引

一般に窃盗症の窃盗手口は，万引が9割以上である。成人による万引が増えた社会的背景としては，対面販売からセルフ販売への移行があげられる。被害者の顔が見えず，棚に商品があふれており，万引成功率の高いセルフ販売の店舗構造は，窃盗衝動のある患者にとって誘惑的である。

Q3 ▶ 国内外ではどれくらいの患者がいるのでしょうか？

A 正確なデータはありません。DSM-5は，万引で逮捕される人の4〜24％に窃盗症がみられ，一般人口中の窃盗症有病率が0.3〜0.6％としていますが，これは，ギャンブル障害に匹敵するほどの高い有病率です。

DSM-5は，万引で逮捕された人の4〜24％に窃盗症がみられるという高い有病率をあげている。窃盗症の診断基準を厳格に適用すると，窃盗症患者は，節約意識をもたず，個人的に使用しない商品ばかりを万引することになる（**Q1参照**）が，これはかなり想像困難な人物像であり，そのような人がこれだけ存在するとは到底思われない。現実に，換金目的に金目の商品を狙う職業的窃盗者以

外のほぼすべての万引犯が，自分で摂食する食品や自己使用する生活用品を窃取している。

また，一般人口中の窃盗症有病率に関しては，DSM-IVには記載がないが，DSM-5では0.3～0.6％であるとされており，これは，ギャンブル障害（Gambling Disorder）の生涯有病率（0.4～1.0％）に匹敵するほどの高い数値である。このように，窃盗症は，現在では，以前考えられていたよりはるかに多い精神障害であるとされている。

9年間で約1,500例を治療

筆者が勤務する群馬県渋川市の赤城高原ホスピタル（以下，当院）と関連医療施設（京橋メンタルクリニック）では，2008年から2016年までの9年間で，約1,500例の常習窃盗患者の診療に当たってきた。この分野の治療者は少ないので，当院は日本で最大数の常習窃盗患者を診察している医療機関である。

筆者らの患者群には，反社会的集団所属者や職業的犯罪者，青少年非行グループは含まれていない。複数窃盗犯，換金目的の窃盗者もほぼ含まれていない。これらの常習窃盗者では，司法的対応が優先されるためである。明らかな知的障害者や認知症患者もほとんど含まれていない。診療圏が異なるからである。なお，確定診断に至らずに治療から脱落する症例も多いので，1,500例の全員が窃盗症に相当するとはいえない。

Q4 ▶ 患者の年齢分布は？

A 正確なデータはありません。筆者らの医療施設を受診した常習窃盗患者に関しては，男女とも30代を中心に20～40代に多く，女性では60代にも小さなピークがあります。男女比は1：2～3で女性優位です。

窃盗症患者の年齢分布に関しては，公表されたデータが存在しない。当院と関

図1 常習窃盗患者の性別，初診時年齢別分布（2008～2016年の新患）

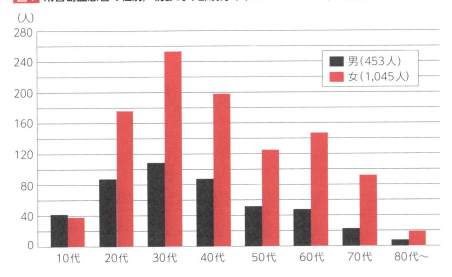

　連精神科クリニックを2008年からの9年間に受診した常習窃盗者，1,498症例の男女別初診時年齢分布を**図1**に示した。上記患者群のデータ分析では，男性453名に対し，女性1,045名であり，男女比は，1：2.3であった。

　男女とも，30代をピークとして，20～40代に多い。また男女とも，20～40代のピークを占める患者の過半数は，摂食障害合併症例である。この年齢層の常習窃盗者では，男性にも摂食障害患者がみられることが多い。

女性のピークは二峰性：ライフサイクルの変化が背景に

　女性に関しては，60代に第2のピークがあるので二峰性の年齢分布となっている。60代の女性は，ライフサイクル上の身体的，心理的，社会的変化を背景に，喪失感，孤独感や老後の不安をもちやすい。そのような惨めな思いが買物時の万引衝動につながり，ストレスの発散手段として万引行為が常習化するかもしれない。

　一般に女性に比較して男性は，食料品や日常生活用品を購入する機会が少ない。嗜癖問題に関して，女性は摂食障害や窃盗症に，男性はアルコール依存症やギャンブル障害になる危険性が高い。

　なお，**図1**は，当院と関連精神科クリニックという特定の医療機関の統計に過ぎないので，専門医に紹介されたか，自ら医療機関を受診した，病理性が目立つ常習

窃盗者の傾向を示しているとはいえるが，日本の常習窃盗者の全体像を反映しているわけではない。

Q5 認知症や精神疾患との関連はありますか？

A 認知症による盗みは窃盗症から除外されます。合併しやすい精神障害として，摂食障害（とくに過食タイプ）の他，うつ病，物質使用障害，強迫神経症，発達障害，買物依存症，ためこみ症，ギャンブル障害などがあります。

筆者らの臨床体験からは，摂食障害の合併が最も多く，また病的な常習窃盗としての特徴をもちやすいので，筆者は，摂食障害を合併した常習窃盗を窃盗症の中核群と考えている[1]。

DSM-5は，窃盗症の併存症として，強迫的な買い物や，さらに抑うつ障害と双極性障害（とくにうつ病），不安症群，摂食障害群（とくに神経性過食症），パーソナリティ障害群，物質使用障害群（とくにアルコール使用障害），および他の秩序破壊的・衝動制御・素行症群をあげている。

この他，筆者らの臨床体験からは重要と考えられるが，DSM-5の解説欄に記載のなかった窃盗症の合併精神障害として，発達障害，ためこみ症，解離性障害などがある。

前頭側頭型認知症は除外せず，検討が必要

当院では，知的障害者や認知症患者の受診が少ない。これは，主として以下のような理由による。

①診療圏が異なる。

②これらの患者では，常習窃盗行為が患者の主症状というより，病的行動の一部に過ぎないことが多い。

③知的障害者は，言語的対応が中心である当院での窃盗症治療に馴染まず，治

療効果が期待できないので，受診相談の段階で当院の方から紹介をお断りすることが多い。

一般に，知的障害者や認知症患者では，窃盗症との鑑別は容易である。ただし，前頭側頭型認知症はこの点では例外で，初期には記憶障害がみられず，窃盗行為が初発症状になることがある。また，窃盗症による常習窃盗行為の長期経過のなかで，前頭側頭型認知症を合併発症することにより，窃盗症状が悪化したと考えられる場合もある。つまり，前頭側頭型認知症は，鑑別診断と合併精神障害という，両方の観点から検討する必要がある。

精神科医療を受けている患者では向精神薬の乱用もみられる

窃盗症患者が専門治療開始前に一般の精神科医療を受けている場合には，処方された向精神薬の乱用がしばしばみられる。ベンゾジアゼピン系薬物が多いが，SSRI（選択的セロトニン再取り込み阻害剤）など抗うつ薬もある。

睡眠薬，精神安定薬などは，既存の窃盗症による窃盗行為を顕在化させたり，悪化させたりすることがある。SSRIによるアクティベーションシンドローム（賦活症候群）に関連した症状の1つとして，これまでになかった窃盗癖が突然出現することがある。

Q6 ▶ 受診に結びつけるための対策は？

A 本人に病気の認識がないことが多いので，窃盗症の疑いがあると気づいた人が，専門家に紹介すべきです。具体的方法として，家族が相談のための受診をしたり，弁護士が診察の予約をとったりすることが可能です。

可能であれば家族/弁護士と専門医が事前に連携すべき

窃盗症に関しては，患者本人に病識がないことが多いので，窃盗症の疑いがあ

ると気づいた人が、患者を専門家に紹介する必要がある。ただし常習窃盗行為が精神科治療の対象になるということは、一般市民の常識にはない発想なので、「専門治療施設もあるらしい」という程度の単なる情報提供だけでは患者を受診に結びつけることが難しい。

可能であれば、紹介者である家族や弁護士自身が専門医と連絡をとって、患者本人を紹介する前に、専門治療施設を受診、あるいは訪問して、回復（途上）者の体験談を聞くなどの準備をしておくことが望ましい。紹介者自身が窃盗症の知識を得て、治療効果を信じていなければ、患者を説得して受診させることは難しい。

検挙時は受診に結びつける絶好のチャンス

また、窃盗が発覚して検挙されたときは、本人を受診に結びつける絶好のチャンスなので、この機を逃さず、本人を治療に導入すべきである。「窃盗罪への処罰を軽くするための法廷戦術のひとつ」というような不純な動機が含まれていても、とりあえずは充分である。専門治療に導入して、治療が継続されているうちに、「窃盗行為を止め続け、真に回復したい」気持ちに変わることが期待できる。

イネイブラー（支え手）が受診の障害となっていることも……

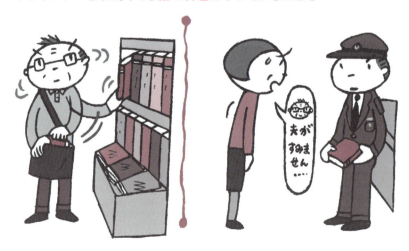

窃盗被疑者が勾留されているときには，保釈の条件として入院治療がつけられることもある。

　筆者らは，窃盗症患者においても原則的には法的責任能力がある，という認識をもっており，当院のスタッフは，病気を窃盗行為の免罪符にはさせない，という信念をもって診療に当たっている。このため，職業的窃盗犯が詐病として窃盗症を利用するために当院を受診しても，大きなメリットはない。実際，詐病の疑いのある常習窃盗者の取り扱いに困惑するような事態は，これまでなかった。逆に，明らかな窃盗症であるのに，「意思の力で窃盗を止められる。医療は必要ない」と主張して，精神障害であることを否認する患者は少なくない。そのような頑固な否認患者も，多くの回復者の体験談を聞くうちに，気持ちが変わることが多い。

明らかな否認者は家族など"尻拭い"役への対応も必要

　明らかな常習窃盗問題がありながら否認を続ける患者には，通常，その尻拭い（イネイブリング）をし続ける支え手（イネイブラー）がいる。イネイブラーの多くは家族であるが，その家族自身を専門家に紹介する必要がある。嗜癖専門医療施設では，アルコールや薬物問題の際に用いる家族介入や直面化といった治療手技を応用して患者を窃盗症専門家につなぐことが可能なことが多い。

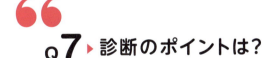

Q7 ▶ 診断のポイントは？

A 治療初期の常習窃盗患者は，犯罪に関係する事情を隠したり歪曲して報告しがちです。犯罪歴や診断に関連する犯行時の心理状況などは徐々に明らかになってくるので，初診時には追求せず，専門治療導入を優先します。

重症者では1年以上治療後に全貌を報告することも

　筆者らの治療施設では，常習窃盗症例のほとんどは，窃盗問題を主訴として受診

した患者群である。そのような治療設定でさえ，患者たちは，治療初期には，自分の前科前歴を言いたがらず，隠したり少なめに報告したりする。とくに重症の窃盗癖患者は，1年以上も専門治療を受けた後に，やっと自分の窃盗癖の全貌を正直に主治医に報告することがある。

時には，家族の報告する窃盗の回数と当人自身の報告する回数が大幅に違っていたりする。あるいは，「発覚した窃盗がすべてであって，窃盗に成功したことがない」などと見え透いた嘘を言うことも多い。これらの事実や情報は，治療中に徐々に明らかになってくるので，初診時に追求して，治療関係を悪化させる必要はない。

同様に，窃盗犯行時の記憶が曖昧，あるいはほとんど記憶がない，と主張する患者も少なくないが，これが事実であるかどうかも，初診時に追求するのは得策でない。実際には，「犯行時の記憶がない」と証言する患者は，単に思い出したくない，話したくないというだけのことが圧倒的に多い。アルコールや薬物の影響，解離性障害の合併による記憶障害ということもありうるが，この場合には，窃盗行動以外のときも，飲酒酩酊や解離症状による記憶障害が存在するのが通例である。この点は留意しておくだけで，治療初期に追求することは避けて，まずは専門治療を開始し，継続させることが重要である。

診断基準は「主たる動機が衝動制御の問題にある」と広く理解すべき

窃盗症の診断に関しては，ICD-10の診断ガイドライン「個人的な用途や金儲けのために必要とされない」がしばしば問題になる（**Q1参照**）。DSM-5にも同趣旨の診断基準Aがある。具体的には，「個人的に用いるのでもなく，またはその金銭的価値のためでもなく，物を盗もうとする衝動に抵抗できなくなることが繰り返される」と診断基準Aは記載している。

本来，精神障害の診断基準は，治療の必要性を判断し，統計的処理を可能にする目的で作られたものであるから，法律の条文のように厳密に解釈するものではない。わずかでも「個人的に用いる」「金銭的価値のため」という要素が存在するときはこれを窃盗症から除外するという狭い解釈を採用する必要はない。

筆者らは，診断基準Aは，窃盗の主たる動機が，その物品の用途や経済的価値でなく，衝動制御の問題にある，という意味に許容範囲を広く理解すべきである，と主張している。

Q8 ▶ 一般医療施設では，治療はどのように進めますか？

A 軽症患者なら一般医療施設でも対応が可能かもしれません。患者を常習窃盗者の自助グループ，KA（クレプトマニアクス・アノニマス）に紹介し，参加のたびに報告を聞くなど，主治医が関心をもち続けるべきです。

　一般の医療施設では，治療者が積極的に聞き出す意識をもたない限り，常習窃盗患者をみつけることすら難しい。筆者らがかかわった常習窃盗患者のうち，以前に精神科や心療内科での治療歴がある例では，約半数が窃盗行為について主治医に話していなかった。患者や家族が話したが，治療者にほとんど無視されたという例も多かった。

食事と体重コントロールに問題をもつ患者では万引常習者が多い

　医療関係者は，治療中の患者にも常習窃盗者がいるかもしれない，という認識をもって日常診療に当たるべきである。とくに摂食障害患者を含め，食事と体重コントロールに問題をもつ患者では万引常習者が多いので，治療者は少しでも可能性を感じたら「万引問題があるのではないか？」と患者や家族に質問すべきである。

　そして治療中の患者に窃盗癖を見出した場合には，これを単なる一時的逸脱行動，問題行動と考えるのでなく，新しい視点から治療全体を見直す必要がある。具体的には，常習窃盗自体を主たる治療対象の1つととらえなおすべきである。治療者に窃盗症の基本知識がないと，この対応は難しいかもしれない。

治療者からの道徳的な叱責や安易な処方は逆効果

　窃盗症の場合，治療者からの道徳的な叱責や説論は，治療からの脱落を促進するので避けることが望ましい。また，安易に精神安定剤やSSRI（選択的セロトニン再取り込み阻害剤）を処方すると，窃盗症を悪化させることがある。逆に，

処方薬乱用傾向のある常習窃盗患者では，不要な向精神薬処方を漸減中止することで，窃盗行為が抑制されることが多い。

典型的な摂食障害に軽症の窃盗癖が付随しているような場合には，摂食障害に対して適切な治療が行われ，摂食障害の全般的症状が軽快すれば，窃盗癖も収まる。一方，中等度以上の窃盗症で，治療中も常習万引が継続している患者の場合には，原則的には，摂食障害よりも窃盗症治療を優先すべきである。さもないと，家族が呼び出されたり，患者が検挙されたり留置されたりすることが続き，患者の家庭や社会生活が崩壊したり，患者が服役したり，自殺行為に走ることになる。結果的に治療そのものが中断することが多い。

一般施設では主治医が関心を持ち続けることが重要

軽症の窃盗癖患者なら一般医療施設でも対応が可能かもしれない。2018年現在，常習窃盗者の自助グループ，KA（クレプトマニアクス・アノニマス）が日本全国に20カ所以上あるので，KAに紹介することができる。その場合，患者がKAに参加するたびにその報告を聞くなど，主治医が患者の窃盗癖問題に関心を持ち続けることによって患者の治療継続意欲が高まるであろう。

Q9 一般医療施設で治療中に気をつけなければならないことは？

A 治療開始後の窃盗再犯への対応策を用意する必要があります。病気を犯罪行為の免罪符とはさせないことを宣告し，被害者への誠実な弁済と迷惑料の支払い，主治医への報告などを書面で誓約させることをお勧めします。

一般医療施設では，窃盗症患者が窃盗癖を主訴として受診することは稀である。形としては他の精神障害患者に窃盗問題を見いだすことが多い。過食症状を伴う摂食障害患者では窃盗癖合併が多い（**Q8参照**）が，患者はこの事実を隠しがちなので，「過食症には万引が付きものですが，あなたの場合はそういう問

題はありませんか？」と治療者の側から質問する必要がある。患者が否定しても，将来の窃盗癖発症に備えて，「それはよかったですね。でも，これから始まるかもしれませんので，そのときは必ず報告してくださいね」というような一言を付け加えておくことが望ましい。

治療初期の再犯は稀ではない

　窃盗症は，精神科医療と司法問題の交錯する分野に存在する病的問題である。主要症状である窃盗行為には，毎回必ず被害者が存在する。病的行動であるからといって，治療開始後に発生する窃盗行為について，被害者への対応を放置して治療を継続することは，倫理上の問題があり，患者の更生のためにもよくない。筆者らは，治療開始後の窃盗行為については，誠実に経済的被害を賠償することを治療継続の条件にし，これを「返金作戦」と呼んでいる。

　治療中，とくに治療初期においては，窃盗再犯は稀ではなく，再犯時に治療から脱落する可能性が高い。筆者らは，最初から治療中の再犯がありうることを想定し，その対応を治療契約としている。具体的には，治療開始後の窃盗（万引）に関しては，主治医に対する正直な報告をし，被害者（被害店）に返金と迷惑料の支払いをすることを確約した「治療契約書」を作成する。そして，これを病院の封筒に入れ，外出時には常時携帯させ，毎回の面接で確認している。

精神障害を犯罪行為の免罪符とさせない

　筆者らは，原則的には窃盗症患者の心神耗弱を認めず，責任能力を認める立場である。治療的には，窃盗症という精神障害であることを犯罪行為の免罪符とはさせない。この方針に沿って，治療開始後の窃盗に関しては，返金プラス迷惑料支払いを義務づけている。

　万引などで，直接店長に申し出る患者もいるが，それができなかった場合には，主治医からの状況説明に匿名で患者からの謝罪コメントをつけて，病院から送金する。治療契約書の存在は，被害者，被害店への説明，謝罪，警察対応の際にも有効である。

　経験的に，再犯する患者の多くは，この契約書を所持していない。この事実から，証明書には患者に病識をもたせ，窃盗行為を予防する効果があると考え

●治療開始後の窃盗行為に対する「返金作戦」

①主治医への正直な報告をし，被害者への弁済を確約した「治療契約書」を作成

②これを病院の封筒に入れ，外出時には常時携帯させる

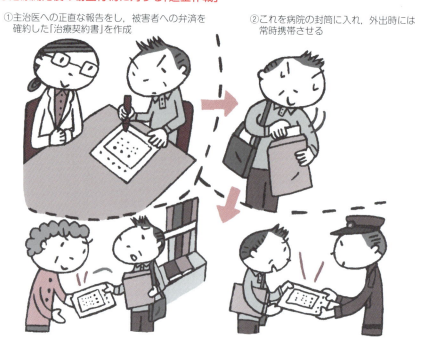

③治療契約書の存在は，被害者，被害店への説明，謝罪，警察対応の際にも有効

ている。この「返金作戦」は，窃盗再犯時の治療からの脱落を予防するのに有効である。

Q10 専門医への紹介のタイミングと方法は？

A 一般医療施設で窃盗症の治療をすることは，軽症者以外では困難です。窃盗癖の経過観察中に再犯がみられるときや，罰金以上の司法問題を繰り返している場合には，専門医に紹介すべきかもしれません。

軽症の窃盗癖を除き，精神科以外の一般医療施設で窃盗症の治療をすることは難しい。何度も検挙されているような中等度以上の窃盗症患者は，常習窃盗

問題を把握した段階で専門医療施設に紹介すべきである。一般の精神科医療施設でも，患者の窃盗癖を把握したら，必ずその経過を追い，窃盗再犯が続くようなら，窃盗症の治療プログラムがある専門医に紹介することが望ましい。

治療契約書に「再犯時の専門施設への紹介」を盛り込むべき

　筆者は，司法当局から医療施設への問合せなどに関しては，治療中の再犯や治療態度の問題点など，通常は，患者にとって不利と判断される事実や状況も，ありのままに正直に報告することにしている。そして，その方針を，治療初期から患者本人と家族に繰り返し説明している。

　一般医療施設でも同様の方針で窃盗症患者に対処し，さらに「治療契約書」に「契約書作成後の窃盗再犯時には専門治療施設に紹介する」という項目を加えておくとよいであろう。起訴前捜査中，あるいは起訴後の略式命令待ち，裁判進行中など，司法判断待ちの期間は，最適の治療チャンスである。この機を逃さず，専門治療につなぐべきである。

一般施設への入院はトラブルが多く勧められない

　また，精神科以外の一般医療施設に窃盗症患者を入院させることは，経験上，勧められない。窃盗症患者の入院治療では，防犯カメラの設置のほか，看護師による患者の持ち物検査，現金出納帳の管理，買物時のレシートと商品の照合など，管理体制の強化が必須である。

　重症の窃盗症患者を専門看護体制や専門治療プログラムのない一般精神科病棟に入院させると，院内院外での窃盗行為など事件やトラブルが頻発する。治療の場の安全性が保たれず，悲惨な結果になることが多い。

家族の相談時点で専門施設に紹介してもよい

　常習窃盗問題では，患者本人に病識がなく，治療意欲がない場合も多い。

　家族介入の対応能力がない一般医療施設では，家族からの相談を受けた場合に，その家族自身を窃盗症の専門家に紹介すべきである。専門医療施設では，家族の相談，診療を通じて，常習窃盗患者本人を治療に導入できることも少なくない。

Q11 専門施設ではどんな治療を行っているのですか？

A 筆者らは，アディクション・アプローチを応用した治療を行っています。具体的には，回復（途上）者の体験談を聞くことを重視しています。外来患者では自助グループ参加，入院患者では管理体制の強化が必須です。

常習窃盗の治療は，精神科医療のなかでも新しい分野であり，効果を確かめられた治療法は存在しない。筆者らは，これまで30年以上の臨床経験をもとに，アディクション・アプローチを基本方針とした治療を行っている[1]。また，治療資源を見つけ出し，使えるものは何でも使い，試行錯誤を重ねつつ現在に至っている。

患者の自助努力と自浄作用を最大限に利用する

具体的には，患者の犯罪歴を責めず，問題から目を背けず回復しようとする努力を評価する。治療開始後の窃盗再犯への対応策（返金作戦）に関しては**Q9**で解説した。

さらに，患者の自助努力と自浄作用を最大限に利用する。仲間，とくに回復（途上）者との健康な人間関係を大量に埋め込み，患者の適切な自己評価を導く。

当院では，自分の状況を正直に話せるようになった常習窃盗患者が，初診患者や治療開始直後の常習窃盗患者，その家族に対し，匿名のまま，自分の犯罪歴や現病歴，治療体験，司法状況，気持ちなどを話す「プライベート・メッセージ」（以下，PM）と呼ばれる治療プログラムがある。通常，1回のPMが40分である。治療開始直後の患者には，できるだけ多くのPMを受けることを奨励している。外来通院患者には，常習窃盗者の自助グループ，KA（クレプトマニアクス・アノニマス）や院内治療グループに出席することを強く勧めている。逆に理由なく自助グループへの参加を怠る患者では，治療打ち切りを警告することもある。

この他，個人精神療法，認知行動療法，対人関係療法，教育的治療，自助グルー

プ，家族療法，SST（ソーシャル・スキルズ・トレーニング），サイコドラマ（心理劇）などの原理を応用している。

入院治療では管理体制の強化が必須

　入院治療では，再犯防止のために管理体制の強化が必須である。これを緩めると院内院外での窃盗行為が頻発し，治療は混乱状態となる。当院敷地内には27台の防犯カメラがあり，看護師は，常習窃盗患者への対応の原則と応用を記した「クレプトマニア対応マニュアル」に沿って対処している。看護師は頻回に窃盗癖患者の持物，所持金検査を行っている。常習窃盗患者では，不要な物品をためこむことが多い。当院では，これを窃盗関連行為と考え，患者の行動修正を促すため，看護師が厳しく，辛抱強く，取り締まるようにしている。

　このほか，窃盗事犯の公判傍聴，留置場の患者へのメッセージなども行っている。窃盗症の薬物療法には限界があり，筆者らはほとんど期待していない。むしろ，合併するアルコール・向精神薬乱用，依存症の治療を要することが多い。

Q12 医療以外にどんなサポートが必要でしょうか？

A 司法判断待ちの状況は最善の治療機会です。当面の司法判断を重視する司法関係者に対して，窃盗再犯防止のためには，長期的治療とフォローアップ体制の構築が必要であることを説明し，理解と協力を求めていきます。

　司法判断待ちの期間は，最適の治療チャンスである。この状況と期間をなるべく長く維持し，専門治療を継続させるべきである。経験上，この期間は，外来治療よりは入院治療が望ましい。窃盗症患者では，検察取調べ中や裁判継続中など司法手続きが進行中でも再犯の危険性が高く，入院と外来では治療濃度と安全性とが格段に違うからである。ただし，司法手続き中の専門治療導入と治療期間確保のためには，常習窃盗治療に理解のある弁護士との協力が必要である。

法的問題への対処：罰則よりも治療優先を求める

　窃盗症の治療では，法的問題への対処が必須である。常習窃盗に関しては，弁護側の情状立証の一部として，主治医による診断書や意見書が求められることが多い。筆者らは，原則的には，窃盗症患者の心神耗弱を認めず，責任能力を認める立場である。ただ，主として再犯予防という観点から，原則として，罰則よりも治療を優先すべきだと主張している。

　実際の公判では，近年は，どちらかというと「刑罰よりは治療を優先することが望ましい」という趣旨の温情判決がなされることが多い。DSM-5のA項目（**Q1参照**）の解釈を含め，全面的に筆者が作成した意見書の妥当性を認める判決もある。しかし，一部であるが，検察側の論理を採用し，DSM-5のA項目を理由に窃盗症という診断を否定する判決もないわけではない。

治療開始後の脱落・再犯への判決は厳しい

　また，窃盗症という精神障害を初めて知って入院治療中である場合は，これが患者にとって有利な情状証拠となるが，当然ながら，治療から脱落して窃盗を再犯した場合の判決は厳しい。

　治療開始後の窃盗再犯に関しては，受任弁護士と主治医の職業上，立場上の違いが明らかになることがある。筆者は，司法当局から医療施設への問合せの際や，意見書作成の際は，治療中の再犯や治療態度の問題点など，必ずしも患者にとって有利に判断されない事実や状況も，隠さずに報告することを患者本人と家族に繰り返し説明し，これを実践している（**Q10参照**）。入院治療中の患者の万引行為が発覚したような場合でも，隠さず報告している。弁護士や患者家族などから，公判上，被告にとって不利な事情は記載しないように依頼されることがあるが，すべて拒否している。予想に反して，これまでの裁判例では，万引再犯の事実よりも，再犯を認めた正直さ，再犯発覚後の患者の反省と治療への取り組み改善が，被告に有利に評価されたことが多い。

Q13 ▶ フォローアップの基本方針と治療の終結について教えてください。

A 窃盗再犯率が高く，病状悪化が重大結果をまねきかねないので，社会復帰を急がず，治療継続を優先します。初回入院治療後に最低2年間程度の通院治療と半年ごとに2週間程度の入院，という組み合わせを推奨しています。

治療継続必須の患者の早期脱落・再犯が圧倒的に多い

　窃盗症にも，軽症から最重症までさまざまな病態があるので，一律に治療必要期間を決めることはできない。臨床的には，治療継続が必須と判断される窃盗症患者が早期に治療から脱落し，窃盗再犯を繰り返す例が圧倒的に多い。

　筆者らは窃盗再犯の結果，処罰を受けて治療に復帰した患者からの聞き取りにより，治療からの脱落につながる要因を分析した。その結果，治療初期にはスリップ（窃盗再犯）を主治医に報告できないこと，治療中期以降では早すぎる社会復帰（就職，職場復帰，治療開始前の生活への復帰）の計画が関係していることが多いことがわかった。

　多数の失敗経験から筆者らは，窃盗症の中期以降の治療プログラムに関して，おおむね以下のような点に配慮している。

①原則として，治療終結を急がない。
②最後の窃盗行為から，最低2年間，できれば5年間程度の治療継続を心がける。
③フォローアップ期間の通院と，半年ごとに2週間程度の入院（3，4回）という組み合わせを勧める。
④自助グループへの参加を勧める。
⑤治療契約書の携帯を確認する。
⑥患者の回復度に応じて，ピアサポーターとしての役割，機会を与える。
⑦社会生活のなかで治療資源を探し，挑戦し続ける。

窃盗衝動がなくなれば自然に終結することが多い

　筆者の窃盗症専門外来はいつも満杯で，待ち時間が長いのに面接時間は短い。そして処方薬を投与している患者はわずかに2割程度である。「待合室で仲間と談笑するのを楽しみにしている」と言う患者は多いが，それでも，窃盗衝動がなくなったら，患者のほうから通院の間隔が間遠になっていく。そのため，主治医として治療終結を宣言する必要は実際にはほとんどない。自宅がきわめて遠方のため受診もできないが，年に数回，メールを送信してくるだけの患者もいる。

　窃盗症患者たちは，犯罪者集団の一員として刑務所で朽ち果てる運命から抜け出し，幸運にも自らの病理性に気づき，精神障害者として回復する機会を与えられた，選ばれた人たちである。家族や弁護士，そして主治医や本人自身が驚くような回復をしつつある一部の人たちは，窃盗症からの回復者としての使命感に目覚めるようである。主治医である筆者が勧めたわけでもないのに，伝道師のように，留置場，拘置所，刑務所の仲間の面会に行ったり，仲間に手紙を書いたり，ささやかな差し入れをしたり，弁護士会で招かれてスピーチをしたり，などの活動をしている。

文献

1) 竹村道夫：BRAIN and NERVE, 68 (10)：1177-1186, 2016.
2) World Health Organization (WHO): The ICD-10 Classification of Mental and Behavioural Disorders; Clinical description and diagnostic guidelines. 1992. (融道男, 他 監訳：ICD-10 精神および行動の障害―臨床記述と診断ガイドライン. 医学書院, 1993.)
3) American Psychiatric Association (APA): Diagnostic Statistical Manual of Mental Disorders, 5th ed, 2013. (日本精神神経学会監,高橋三郎, 他 監訳：DSM-5 精神疾患の診断・統計マニュアル. 医学書院, 2014.)

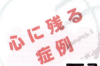

竹村道夫

万引を繰り返した4人の窃盗症患者

　摂食障害合併窃盗症のAさん（当時30代）は，ほっぺの赤い純朴な女性でした。2010年，赤城高原ホスピタル（当院）入院中に書いていた日記がとても素敵だったので，お願いして，当院ホームページに掲載させていただくことにしました。優しさがあふれるような日記の文章からも，Aさんの回復徴候が読み取れます。でも，実刑判決を受けてからは，自宅に引きこもり，将来を悲観し，収監予定日に自殺してしまいました。服役経験者がいっぱいいる今だったら，孤独になることもなかったはずなのに，と残念でなりません。

＊

　一流企業の有能な社員だったBさん（男性）は，退職後の70代から万引を繰り返すようになりました。約10年後に執行猶予付き懲役刑の判決を受けましたが，その半年後に食品（200円以下）を万引して，懲役刑実刑の第1審判決を受けました。そして控訴して当院に入院しました。文字通りの好々爺であったので，仲間の皆に慕われていました。約6カ月の治療後に，執行猶予付き懲役刑（2回目）の控訴審判決を受けました。退院後も万引再犯はなく，元気で絵画や俳句を楽しんでいると年賀状をいただいていたのに，数年後に農作業中の事故で亡くなられました。

＊

　摂食障害，性依存，自傷癖，自殺行為癖，ライターガス依存など，病気だらけだったCさん（20代女性）は，当時，トートバッグがいっぱいになるまで，毎日万引をしていました。知人の勧めで当院に入院しました。半年間の入院中に，アルコール症の母親からの身体的虐待，義父からの性的虐待など幼児期のトラウマ体験が明らかになりました。退院後も，通院治療を続け，ほぼすべての症状がなくなりました。万引も，当院に入院して以来，10年以上していません。

＊

　摂食障害合併窃盗症の典型例，Dさん（女性）は，過食と自発性嘔吐が始まった24歳ころ，ほとんど同時に窃盗を始めました。20代で6回捕まり，罰金30万円を支払った後に万引を再犯し，当院に入院しました。入院中に，率先して「万引き・窃盗防止会議」というミーティングを自主的につくり，「万引き・窃盗を止めるための具体策」を列挙し，討議してまとめ上げました。内容は，当院のホームページに今も収録されています。Dさんは，現在，海外で活躍中です。

part 13 自傷癖

松本俊彦

Q1 ▶ 自傷癖とはどんな病態ですか？

A 自傷とは，自殺以外の目的から，自らの身体表面を故意に傷つける行為を指し，その行為の後には解放感や安堵感を体験していることが少なくありません。自傷癖とは，その体験が報酬となって習慣的に繰り返され，自分でも「やめたい」「回数を減らしたい」と決意しながらもなかなか成功しない状態のことをいいます。

自傷の嗜癖化

- 自傷の意図として最も多いのは，怒り，不安，緊張，恐怖，離人感といった感情的苦痛の緩和である。この「苦痛の緩和」が報酬となって，自傷を繰り返させる原因となっている。
- 繰り返すなかで，しだいに自傷の「苦痛緩和」の効果が減弱していくことがあり，自傷開始当初と同じ効果を得るには，自傷の程度や頻度を強めることが必要となることもある。また，自傷を繰り返すなかで，苦痛に対する耐性が低下する傾向もみられる。その結果，以前は自傷しないでも耐えられたストレスにも，自傷をすることが必要となり，やはり自傷の頻度や程度も強まる。
- 最終的には，自分の感情をコントロールするための「武器」として始めたはずの自傷に，逆に今度は，本人がコントロールされる状態となる。こうなると，「自傷をやめる／回数を減らす」と決心しながら，もはやそれが果たせない，という依存症と同様の状況に陥ってしまうこともある。

自傷癖の生物学メカニズム

- Coidらは，習慣的自傷を繰り返す者は，自傷直後にβ-エンケファリンやエンドルフィンといった内因性オピオイドが分泌されている可能性を指摘し，習慣的自傷の背景には，脳内報酬系を中心とした生物学的メカニズムの存在を推測している。しかし，こうした反応は自傷経験のない者にはみられないことから，生来性もしくは何らかの後天的な脳内報酬系の異常が一部の人に自傷を引き起こすのか，それとも，自傷を繰り返した結果として二次的に脳内報酬系が異常な反応を呈するようになるのは，いまだに明らかではない。

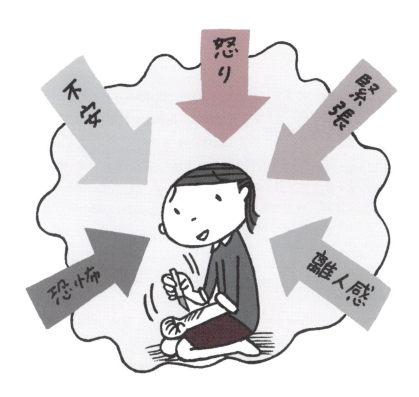

Q2 ▶ 自傷への依存が起こる背景にはどんな原因が考えられますか?

A 自傷は，過去の体験と現在の問題とが複雑に絡み合って生じています。まず，幼少時代に，虐待やいじめ被害，あるいは家庭内での暴力場面を繰り返し目撃したことが，後年の対処スキルの乏しさや激しい感情の起伏といったかたちで，「自傷しやすい状況」を準備します。そうした準備状態に対して，現在直面しているさまざまな問題（家族や友人，恋人との葛藤，自傷する友人の存在，自傷肯定的なメディア情報の影響）が積み重なることで，最終的に自傷が発生します。

WalshとRosenによれば，自傷行為の発生には，近位と遠位という2つの要因が影響を与えているという。

近位要因

- 親や恋人，友人などの重要他者との葛藤：しばしばみられるのは，支配・被支配の関係に陥っていたり，怒りや屈服感，恥辱感を引き起こす関係性
- 本人の対処スキルの乏しさと感情調節の問題
- 自傷肯定的な下位文化：自傷行為を繰り返す友人，あるいは，音楽や映画，小説，インターネットなどのメディア情報の影響など
- アルコール・薬物の酩酊や解離症状による意識変容による衝動性亢進や痛覚麻痺

遠位要因

- 虐待被害の影響
- 家族の破壊的行動を目撃する体験の影響
- 小学校時代のいじめ被害
- 重篤な身体疾患や先天奇形の影響など，自身の身体に対する否定的イメージを植えつけられる体験

Q3 国内外ではどれくらいの患者がいるのでしょうか？

A 医療機関における自傷経験のある（あるいは，現在，自傷している）患者の数や割合に関して信頼できるデータは，国内外ともにありません。ただ，国内外ともに，一般の10代のうち，1割前後に自傷の生涯経験があることがわかっています。

対象を若年者に限定した場合，自傷経験はさらに高率となる。海外の高校生の13.9％，大学生の12％[1)]に自傷経験が認められたという報告がある。

一方わが国では，中学生の8.9％（男子8.3％，女子9.0％）[2)]，女子高校生の14.3％[3)]，男子中学生・高校生7.5％と女子中学生・高校生の12.1％[4)]，大学生の3.3％（男子3.1％，女子3.5％）[5)]に自傷経験が認められたとする報告がある。

Q4 患者の年齢分布は？

A 患者の年齢は，10代半ば〜30代に集中した分布を示し，平均年齢は20代の半ばです。

松本ら[6)]による精神科通院中の自傷経験患者81名調査によれば，患者の平均年齢［標準偏差］は26.1［6.9］歳であった。

Q5 ▶ 受診に結びつけるための対策は？

A 身近な大人が，「自傷したことを正直に話すことはよいことだ」「自傷にはメリットもデメリットもあって，簡単には良し悪しを評価できない」というスタンスでかかわるなかで，受診を進めるのがよいでしょう。

自傷を頭ごなしに否定しない

- 自傷癖を呈する患者は，自傷を頭ごなしに叱責されたり，禁止されたりするのをおそれ，治療を受けることに強い抵抗を感じている。というのも，彼らが自傷をするのは，現在体験している感情的苦痛を緩和するためであって，苦痛を緩和する手段を取り上げられれば，感情的苦痛はますます大きくなるばかりである。こうした状況のなかで，周囲の人間が自傷する本人を叱責ばかりしていれば，「医者も同じことをいうだろう」と決めつけて治療を受けることを躊躇してしまう。

迷いを許容し，両価性に共感する

- 自傷癖の患者のなかには，「いまは自傷が手放せない」と思いつつも，自傷が際限なくエスカレートしてしまうことに恐怖感を覚え，自分なりに「こういう状態ならないと自傷してはダメ」といったルールをもっている者も少なくない。こうした心境の者に，頭ごなしの否定を行えば，逆に余計に意地になって治療から遠ざかってしまう。「自傷にはメリットもデメリットもあって，簡単には良し悪しを評価できないよね」と，本人が揺れ動く両価性に共感する姿勢が望ましい。

正直さを最も高く評価する

- 重要なのは，自傷の是非をめぐって議論するようなかかわりをしないことで

ある。周囲の者が，「自傷したことを正直に話すことはよいことだ」という態度でかかわり，その「一度，専門の先生の意見を聞いてみない？」といった気軽な調子で受診を進めるのがよいだろう。

Q6 ▶ 診断のポイントは？

A 診断は問診によって行います。その際，自分を傷つける行為が自殺以外の目的からなされていること，「このくらいならば死なないだろう」という非致死性の予測があること，行為の後に一時的な不快な気分が緩和されていること，自分でも「やめたい」「回数を減らしたい」と決意しながらもなかなかそれに成功していないこと，といった特徴があること確認します。

パーソナリティ障害だけでは説明がつかない

- 自傷癖は，現在のところ精神医学における位置づけが明確となっていない。事実，ICD-10 の精神障害のリストのなかには，「自傷」という言葉が明確に取り上げられているのは，情緒不安定型（境界性）パーソナリティ障害の診断基準においてのみである。
- 確かに自傷そのものは，情緒不安定型（境界性）パーソナリティ障害と無密接な関連があるが，Favazza ら[7]によれば，習慣性自傷を呈する者のなかで境界性パーソナリティ障害に合致するのは，半数足らずであるという。
- そのパーソナリティ障害に該当しない自傷癖患者は，「F63 習慣および衝動の障害」という，一種のゴミ箱診断でリストするしかない状況である。これでは，「自傷がやめられない，とまらない」という主訴で治療を求めてくる患者に対する診断として妥当なカテゴリーとはいえない。

「非自殺性自傷」という臨床概念

- こうしたなかで，2013年に公表された米国精神医学会の診断基準DSM-5では，「Section Ⅲ」という，今後の研究推進のための暫定的診断カテゴリーとして，「非自殺性自傷 Non-suicidal self-injury」という診断カテゴリーが総説された[8]。このカテゴリーは，「最近1年以内に5日以上自傷する日があること」「身体に対する直接的な損傷」「非致死性の予測」「否定的な感情や認知や対人関係上の困難を一過性に緩和・解消する機能」「コントロール不能の自覚」といった，自傷癖そのものの特徴を反映したものである。
- ただ，この診断カテゴリーには批判もある。たとえばDe Leo1は，「非自殺性」という表現が自殺リスクへの過小評価を引き起こす懸念を表明している。

Q7 ▶ 治療はどのように進めますか？

A 治療は原則として個人療法で行います。治療者とともに自傷の状況をモニタリングし，どのような状況のときに自傷しやすいのかを分析し，自傷の危険が高まる前に適切に対処する方法を学んでいきます。これに並行して，うつ病や不安障害などの併存する別の精神障害に対する薬物療法を行う場合もあります。

自傷癖治療の原則

- 自傷に関するモニタリングと，再発時の連鎖分析を繰り返しながら，どのような外的ないは内的状況で生じる現象なのかを分析し，危険な状況を回避し，適切な対処行動がとれるようにトレーニングを繰り返すことから構成されている。

併存精神障害の評価と治療

- 自傷癖患者の特徴は，何よりも他の精神障害の併存率が非常に高いことである。しばしば代表的な併存精神障害としては，摂食障害，アルコールや薬物などの物質乱用・依存，うつ病，不安障害，解離性障害，心的外傷後ストレス障害，境界性パーソナリティ障害がある。自傷癖の治療では，こうした併存精神障害の評価，ならびに，それらに必要とされる心理療法や薬物療法の実施は不可欠である。

Q8 ▶ 治療中に気をつけなければならないことは？

A 自殺行動に注意する必要があります。自殺以外の意図からなされている自傷といっても，自傷していないときには，「いなくなりたい」「消えたい」「死にたい」という，死につながる虚無的な気分に襲われている人が少なくなく，あるとき自殺を意図して自らの身体を傷つけることがあります。

　自傷は，「自殺以外の意図からなされる行為」と定義されているが，実際には，その意図に完全に自殺につながる考えがないとはいいきれない。自殺するために自傷しているわけではなくとも，自傷していないときには，「死にたくなるほどの」感情的苦痛に襲われており，「一時的に自殺を回避するため」に自傷をしている者もいる。

　実際，Nockら[9]は，非自殺性自傷を呈する患者の約7割に自殺企図の生涯経験があることを指摘し，また，Wilkinsonら[10]は，青年期大うつ病性障害患者の治療経過中における自殺行動の有力な予測因子として非自殺性自傷があることを報告している。その意味では，今後の精緻な追跡研究が必要であるといえるであろう。

Q9 専門施設の探し方や紹介の方法も含めて、専門医療について教えてください。

A 残念ながら、国内には自傷癖に特化した専門医療機関はありません。しかし、とくに自傷癖を専門としていなくとも、自傷を頭ごなしに否定せずに、粘り強くつきあってくれる精神科医や心理士との治療関係を長く続けることは、自傷癖からの回復に役立つでしょう。

海外では、自傷癖の治療法として弁証法的行動療法が行われ、優れた治療効果が報告されている。しかし、この治療法は相当に集中的な統合的治療プログラムであり、マンパワーや技術の点で、わが国ではほとんど実施されておらず、当面、実施される可能性も乏しいと考えられる。

ただ、自傷を頭ごなしに否定せずに、粘り強く治療関係を継続することは、それ自体が治療的である。行動嗜癖という観点から物質依存の専門医が対応しやすい面もあるが、その際、「断酒、断薬主義」と類似したモデルでアプローチすると、容易に治療関係が中断してしまうであろう。むしろ動機づけ面接の技法、あるいは、「ハームリダクション」的な考え方で、「患者に一気に変化を求めない」アプローチをとる治療者のほうが、治療中断が少なく、最終的にも良好な治療転帰が得られると推測される。

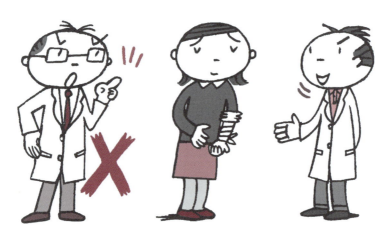

Q10 ▶ 治療後のフォローアップについて教えてください。

A 自傷癖の治療は，実は自傷がとまってからこそが本番です。これまで自傷することによって「心に蓋をしてきた」さまざまな問題を言葉で表現できるようになるのは，まさに自傷を手放した後です。その意味では，「細く，長く」でよいので，治療者との関係性を続けることをお勧めします。

すでに述べたように，自傷は将来における自殺死亡のリスクと関連しており，自傷後9年以内に15人に1人が自殺で死亡することが明らかにされている。さらに，自傷が反復されるほど，そのリスクが高まることが知られている[11]。

自殺予防という観点からいえば，感情的苦痛の対処スキルである自傷を手放した後こそが，言葉を介したケアが必要とされる時期といえるであろう。たとえば半年に1回でもよいので，患者とのコンタクトを継続することを推奨しておく。

文献

1) Ross S, et al: J Youth Adolesc, 1: 67-77, 2002. (不明)
2) Izutsu T, et al: Eur Child Adolesc Psychiatry, 14: 1-5, 2006. (不明)
3) 山口亜希子, 他：精神医学, 47：515-522, 2005.
4) Matsumoto T, et al: Psychiatry Clin Neurosci, 62(1): 123-125, 2008.
5) 山口亜希子, 他：精神医学, 46：473-479, 2004.
6) 松本俊彦, 他：精神神経学雑誌, 110：475-487, 2008.
7) Favazza AR, et al: Acta Psychiatr Scand 79(3): 283-289, 1989.
8) 松本俊彦：臨床精神医学, 45（3）：319-326, 2016.
9) Nock MK, et al: Psychiatry Res, 144(1): 65-72, 2006.
10) Wilkinson P, et al: Am J Psychiatry, 168(5): 495-501, 2011.
11) Chan MKY, et al: Br J Psychiatry, 209(4): 277-283, 2016.
12) De Leo D: Crisis, 32(5): 233-239, 2011.

さくいん

数字・欧文

2型アルデヒド脱水素酵素（ALDH2）の遺伝的多型……………………………………… 7
AHRQ（Agency for Healthcare Research and Quality）……………………………… 80
ARP（Alcoholism Rehabilitation Program）…… 73
AUDIT ……………………………………………… 42
Binge-Eating Disorder：BED ……………… 141
Compulsive Buying Disorder……………… 182
compulsive exercising …………………… 204
CRAFT（クラフト）… 20, 32, 52, 188, 199
DARC（ダルク）………………………… 18, 75
Dutch Workaholic Scale（DUWAS）……… 200
DSM-5 …………… 11, 22, 104, 122, 130, 176, 212, 215
Eating Disorder：ED ……………………… 140
exercise addiction ………………………… 204
exercise dependence ……………………… 204
Food Addiction：FA ……………………… 141
FTCD（Fagerström Test for Cgarette Dependence）……………………………… 88
HALT ……………………………………………… 39
ICD-10（国際疾病分類第10版）………… 3, 11, 24, 34, 42, 87, 122, 166, 175, 182, 194, 200, 204, 212, 222, 239
ICD-11（国際疾病分類第11版）………… 5, 12
Internet Gaming Disorder（IGD）……… 122
IR ………………………………………………… 8
Kleptomania ………………………………… 212
LSD ……………………………………………… 57
MAC（マック）………………………………… 18
MDMA …………………………………………… 57
Non-Recovered Community ……………… 158
obligatory exercising ……………………… 204
Palatable food ……………………………… 146
PTSD …………………………………………… 35
Recovered Community …………………… 158
SBIRT（Screening, Brief Intervention, Referral to Treatment）………………… 42
South Oaks Gambling Screen（SOGS）…… 110
Static-99 ……………………………………… 176
SST（ソーシャル・スキルズ・トレーニング）………………………………………… 229
TDS（Tobacco Depedence Screener）…… 87
the Exercise Addiction Inventory：EAI …… 208
Work Addiction Risk Test（WART）……… 200
work engagement …………………………… 194
workaholism ………………………………… 194
Workaholism Battery（WorkBAT）……… 200
β-エンケファリン …………………………… 235

あ行

アカンプロサート……………………… 14, 47
アクティベーションシンドローム（賦活症候
　群）…………………………………… 219
アセチルコリン………………………… 81
アディクション・アプローチ ………… 228
アラノン………………………………… 20, 46
アルコール依存……………………………2, 24
　──症の集団治療プログラム（GTMACT）… 14
アルコール代謝酵素…………………… 26
アルコホーリクス・アノニマス …… 18, 38, 46
依存症専門病院リスト………………… 17
イネイブラー…………………………… 221
イネイブリング………………………… 29, 221
飲酒歴の聞き方………………………… 33
インターネット依存（→ネット依存）
インターネット依存国際ワークショップ… 135
インターネットゲーム障害…………… 122, 124
　──の疫学…………………………… 127
うつ……………………………………… 7, 194
運動依存………………………………… 4, 204
エサノン（S-Anon Japan）…………… 180
エンドルフィン………………………… 205, 235
オーバーイーターズ・アノニマス …… 18
オーバーワーク………………………… 194
オピオイド……………………………… 57
オンラインギャンブル………………… 139
オンラインゲーム……………………… 7, 124, 130

か行

買い物依存……………………………… 4, 182
覚せい剤………………………………… 57, 59
　──依存……………………………… 2
過食性障害……………………………… 141
カチノン系の危険ドラッグ…………… 57
合併精神障害…………………………… 7
渇望・とらわれ ………………………… 3
加熱式たばこ…………………………… 95
環境モデル……………………………… 107
危険ドラッグ…………………………… 9
気分変容………………………………… 3
ギャマノン……………………………… 20
ギャンブラーズ・アノニマス ………… 18
ギャンブル依存………………………… 2, 4, 104
共依存…………………………………… 29
強迫性障害……………………………… 4
　──モデル…………………………… 107
強迫性パーソナリティ障害…………… 194
強迫的ギャンブル欲求………………… 104
禁煙ガイドライン……………………… 80
禁煙治療のプロトコール……………… 89
禁断症状………………………………… 3
クラフト（CRAFT）… 20, 32, 52, 188, 199
久里浜医療センター…………………… 134, 192
久里浜方式……………………………… 73
クレプトマニア………………………… 212
　──クス・アノニマス ……………… 223
　──対応マニュアル………………… 229
ゲーム障害……………………………… 5
健康・社会機能障害 …………………… 3
合成カンナビノイド系の危険ドラッグ……… 57
行動嗜癖………………………………… 4
高ニューロティシズム傾向…………… 7
コーピング……………………………… 168
コカイン………………………………… 7, 57
涸渇恐怖………………………………… 214
コントロール障害……………………… 3

さくいん

さ行

サイコドラマ（心理劇）……………………229
再発……………………………………………3
作業療法……………………………………115
サドマゾヒズム……………………………166
サンクコスト………………………………164
シアナマイド液………………………………47
シアナミド……………………………………14
刺激・新規追及傾向…………………………7
自己効力感…………………………………82
仕事依存…………………………………4, 194
自傷癖……………………………………4, 234
自助グループ………………………………17
ジスルフィラム………………………………14
嗜癖……………………………………………2
宿命モデル…………………………………108
衝動制御の障害………………………………4
小児性愛……………………………………166
職業ギャンブラー…………………………113
神経性大食症………………………………140
神経性無食欲症……………………………140
振戦…………………………………………24
心的トラウマ………………………………147
スリップ………………………………39, 191
性依存……………………………………4, 166
性嗜好の障害………………………………166
性犯罪再犯リスクの診断…………………176
窃視症………………………………………166
窃触症………………………………………169
摂食障害……………………………………140
　──全国基幹センター……………………165
窃盗癖……………………………………4, 212
せりがや覚せい剤依存再発防止プログラム
（SMARPP）…………………………………14
セルフエスティーム（自尊感情）……………82
セロトニン………………………84, 107, 168
損得認知モデル……………………………107

た行

大麻…………………………………………57
たばこ依存治療ガイドライン………………80
食べ物依存………………………………4, 140
ためこみマインド…………………………215
ダルク（DARC）………………………18, 75
断酒会………………………………………18
低危険回避傾向………………………………7
適応障害……………………………………194
適量とされる飲酒量…………………………42
電子たばこ…………………………………95
ドア・イン・ザ・フェイス…………………164
動機づけ面接法……………………………133
ドパミン……………………26, 81, 84, 107, 168
ドロップアウト………………………………10

な行

内省法………………………………………115
ナラノン……………………………………20
ナルコティクス・アノニマス…………18, 75
ナルメフェン……………………………14, 16
ニコチン……………………………………57
　──依存…………………………………2, 80
　──ガム…………………………………94
　──受容体………………………………81
　──パッチ………………………………90
日本アノレキシア(拒食症)・ブリミア(過食症)協会（NABA）……………………………165

日本摂食障害学会……………………165
認知行動療法…………………………73
認知バイアス…………………………158
ネット（ゲーム）課金………………123
ネット依存……………………………4, 122
　　──と合併精神疾患………………126
　　──リスク因子……………………125
脳内報酬回路…………………………81
ノックビン……………………………47
ノルアドレナリン……………………107
ノルエピネフリン……………………84

は行

パーソナリティ障害…………………239
ハードドラッグ………………………7
ハームリダクション…………15, 36, 242
ハイパーセクシャル障害……………166
パチンコ………………………………9
発達障害………………………………7
抜毛症…………………………………4, 23
パラフィリア…………………………166
バルビツール酸………………………57
バレニクリン…………………………90
非社会的人格…………………………7
皮膚むしり症…………………………4, 23
ヒューリスティック…………………164
病的飢餓感……………………………214
病的賭博………………………………5
フェティシズム………………………166
物質依存症モデル……………………107
プライベートメッセージ……………228
ブリーフ・インターベンション……86
ブリンクマン指数……………………97
ヘロイン………………………………7

ベンゾジアゼピン……………………57, 219
放火癖…………………………………4, 22
報酬系…………………………………2
ボディイメージ………………………207
　　──の歪み…………………………154

ま行

負け追い行動…………………………105
マック（MAC）………………………18
麻薬中毒………………………………67
マリファナ……………………………102
無名の性依存症者の集まり（SA-JAPAN）…179
メタアンフェタミン…………………7

や・ら・わ行

薬物依存………………………………4, 54
痩せ願望………………………………162
有機溶剤………………………………59
抑制系…………………………………26
欲望充足法……………………………114
欲望認知モデル………………………107
ライフスタイル………………………194
ランナーズハイ………………………205
力動モデル……………………………107
離脱症状………………………………3, 84
リラプス・プリベンション…………176, 190
倫理道徳モデル………………………108
レジャーギャンブラー………………113
露出症…………………………………166
ワーク・エンゲイジメント…………194
ワーク・ライフ・バランス…………194

編者略歴

樋口 進（ひぐち すすむ）
独立行政法人国立病院機構久里浜医療センター院長
依存症対策全国共同センター長
WHO研究・研修協力センター長

1979年東北大学医学部卒。米国立保健研究所留学，国立久里浜病院臨床研究部長，同病院副院長などを経て現職。

WHO専門家諮問委員，インターネット使用障害に関するWHO専門家東京会議（2014年）議長，ソウル会議（2015年）・香港会議（2016年）・イスタンブール会議 共同議長，WHO依存フォーラム共同議長（ジュネーブ，2017），厚生労働省アルコール健康障害対策関係者会議会長，厚生労働省依存検討会（2013年度）座長など歴任多数。

国際アルコール医学生物学会（ISBRA）前理事長（2018年大会長），日本アルコール関連問題学会理事長（2017年大会長），国際嗜癖医学会（ISAM）アジア太平洋地区代表（2014年大会長），国際行動嗜癖研究学会理事（ISSBA，2019年大会長）も務める。

近著に『新アルコール・薬物使用障害の診断治療ガイドライン』（監修，新興医学出版社，2018）など

現代社会の新しい依存症がわかる本──物質依存から行動嗜癖まで

定価（本体4,000円+税）

2018年10月20日第1版発行

- ■編　者　樋口 進
- ■発行者　梅澤俊彦
- ■発行所　日本医事新報社
  〒101-8718　東京都千代田区神田駿河台2-9
  電話　03-3292-1555（販売・編集）
  ホームページ：www.jmedj.co.jp
  振替口座　00100-3-25171
- ■編集協力・デザイン・DTP　vincent
- ■イラスト　かつまたひろこ
- ■印　刷　ラン印刷社

©Susumu Higuchi 2018 Printed in Japan
ISBN978-4-7849-4793-5　C3047　¥4000E

本書の複製権・翻訳権・上映権・譲渡権・公衆送信権（送信可能化権を含む）は（株）日本医事新報社が保有します。

JCOPY ＜（社）出版者著作権管理機構 委託出版物＞
本書の無断複写は著作権法上での例外を除き禁じられています。複写される場合は，そのつど事前に，（社）出版者著作権管理機構（電話 03-3513-6969，FAX 03-3513-6979，e-mail:info@jcopy.or.jp）の許諾を得てください。

電子版のご利用方法

巻末の袋とじに記載された**シリアルナンバー**で，本書の電子版を利用することができます。

手順①：日本医事新報社Webサイトにて**会員登録（無料）**をお願い致します。
（既に会員登録をしている方は手順②へ）

日本医事新報社Webサイトの「Web医事新報かんたん登録ガイド」でより詳細な手順をご覧頂けます。
www.jmedj.co.jp/files/news/20170221%20guide.pdf

手順②：登録後「**マイページ**」に**移動**してください。
www.jmedj.co.jp/mypage/

「マイページ」

マイページ中段の「会員限定コンテンツ」より電子版を利用したい書籍を選び，右にある「SN登録・確認」ボタン（赤いボタン）をクリック

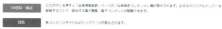

表示された「会員限定コンテンツ」欄の該当する書名の右枠にシリアルナンバーを入力

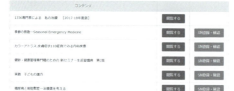

下部の「確認画面へ」をクリック

「変更する」をクリック

会員登録（無料）の手順

❶ 日本医事新報社Webサイト（www.jmedj.co.jp）右上の「**会員登録**」**をクリック**してください。

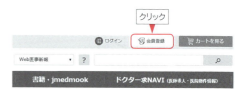

❷ サイト利用規約をご確認の上（1）「**同意する**」**にチェック**を入れ，（2）「**会員登録する**」**をクリック**してください。

❸ （1）**ご登録用のメールアドレスを入力**し，（2）「**送信**」**をクリック**してください。登録したメールアドレスに確認メールが届きます。

❹ 確認メールに示された**URL（Webサイトのアドレス）**をクリックしてください。

❺ 会員本登録の画面が開きますので，**新規の方は一番下の**「**会員登録**」**をクリック**してください。

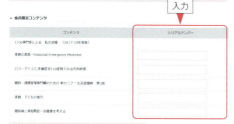

❻ 会員情報入力の画面が開きますので，（1）**必要事項を入力**し（2）「**（サイト利用規約に）同意する**」**にチェック**を入れ，（3）「**確認画面へ**」**をクリック**してください。

❼ 会員情報確認の画面で入力した情報に誤りがないかご確認の上，「**登録する**」**をクリック**してください。